RAUS DAMIT!

Dolores Schmidinger

RAUS DAMIT!

Bulimie: ein autobiographischer Ratgeber

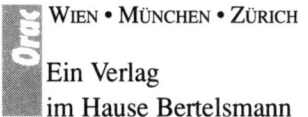

WIEN • MÜNCHEN • ZÜRICH

Ein Verlag
im Hause Bertelsmann

ISBN 3-7015-0403-2
Copyright © 1998 by Verlag Orac im Verlag Kremayr & Scheriau, Wien
Alle Rechte vorbehalten
Schutzumschlaggestaltung: Zembsch' Werkstatt, München
Satz: Zehetner Ges. m. b. H., A-2105 Oberrohrbach
Druck und Bindung: Wiener Verlag, Himberg bei Wien

Gedruckt auf chlorfrei gebleichtem Papier

INHALT

Für meine Töchter Therese und Sophie

1. DIE VENUS VON WILLENDORF
Auf den Spuren des Schönheitsideals

Da steht sie – mit schwellenden Brüsten und fleischigen Schenkeln, unsere Urmutter, da steht sie im Herrgottswinkel der Steinzeithöhle – die Göttliche, Fruchtbare. Und es drängt sich die Vermutung auf: Die hatten noch andere Sorgen, als Kalorien zu zählen. Das Götzenbild ist heutzutage durch das Pin-up-Foto ersetzt worden und der Herrgottswinkel durch das Werbefernsehen mit seinen untergewichtigen Idolen. Und waren Götzenbilder früher etwas Unerreichbares, Heiliges, ist es uns heute möglich, durch die heilige Handlung des Konsumes den Götterstatus zumindest anzustreben.

Die Statue der gebärfreudigen Urmutter diente unseren Vorfahren als Symbol der Weiblichkeit. Die überschlanken Models zu Beginn der Modeindustrie in den zwanziger Jahren sollten ursprünglich als wandelnde Kleiderbügel für die neuen Creationen dienen. Und dann ist der Kleiderbügel zum Symbol für die neue Weiblichkeit geworden.

Jahrtausendelang hatten die Frauen wahrlich anderes im Kopf, als sich der Tortur einer Diät zu unterziehen. Im Gegenteil, das Beschaffen der überlebensnotwendigen Nahrung war die Schwierigkeit. Übergewichtsprobleme gibt es logischerweise nur in einer Wohlstandsgesellschaft.

Wenn wir von unserem Kulturkreis ausgehen, so waren die alten Ägypter die ersten, bei denen die erdige Fruchtbarkeitsgöttin endgültig aus der Mode kam. Zumindest bei den oberen Zehntausend. Frauen wie Männer lebten schlankheitsbewußt und massierten ihre Haut mit der öligen Essenz von Bockshornklee, um den Fettpolstern vorzubeugen.

Und die Griechen haben uns das genormte Schönheitsideal überhaupt erst eingebrockt, denn sie erfanden den „Goldenen

7

Schnitt", eine mathematische Vorgabe, wie der perfekte Körper zu sein hat: streng nach Einheiten eingeteilt. Daß wahrscheinlich nur ganz wenige Jünglinge und Mädchen diesen Idealmaßen entsprachen und von schmerbäuchigen Männern begrapscht wurden, ist anzunehmen. Aber immerhin galt das Motto: „Der gesunde Geist wohnt in einem gesunden Körper."

Hippokrates lehrte die „Diätetik", die Wissenschaft von einem Leben im Einklang mit der inneren und äußeren Natur des Menschen. Man ertüchtigte sich also mit allerlei Sport, und sogar der alte Sokrates schwamm täglich einige Runden, um „seinen Bauch zu vermindern". Allerdings waren diese Empfehlungen ausschließlich an die „freien, männlichen Mitglieder der Gesellschaft" gerichtet. Frauen hatten sich im Haus aufzuhalten, und den Sklaven mangelte es ohnehin nicht an Bewegung.

Die Römer waren beim Thema „Diät" schon etwas großzügiger, sie liebten die Völlerei und bedeckten ihre Fettpölsterchen mit wallenden Tuniken. Aus dieser Zeit sind, wie ja allgemein bekannt, die ersten Geschichten über das Kotzen mit der berühmten Pfauenfeder bekannt, mit der man den Rachen kitzelte, um weiterfressen zu können. Waren die Römer allesamt Bulimiker? Unwahrscheinlich, denn mager zu sein war verdächtig – es bedeutete Armut und Krankheit.

Dann aber war es aus mit der Völlerei – die Christen kamen. Ihre Botschaft war die Nächstenliebe, und es war moralische Verpflichtung, mit den Armen zu teilen. Die jungen Revoluzzer fasteten, um zu demonstrieren, daß alles Irdische unwichtig sei – und um sich von ihrem Feindbild, den dekadenten römischen Fettsäcken, zu unterscheiden.

Bis zum Ende des Mittelalters bevölkerten anmutige, schlanke Frauengestalten die Kunstwerke – als idealisiertes Abbild des Zeitgeistes: des Strebens nach höheren Werten. Erst in der Zeit der Renaissance änderte sich das Bild: nicht die Askese, der Genuß stand im Vordergrund. Und am französischen Königshof im 17. Jahrhundert griff man dann sogar regelmäßig zu Klistieren, um den überlasteten Därmen der Adeligen Erleichterung zu verschaffen.

In der Zeit der französischen Revolution wurden für kurze Zeit die bauschigen Röcke und überladenen Garnierungen von einfachen, fließenden Kleidern abgelöst, und die Frauen wünschten sich hochgewachsene, athletische Körper. Nicht zuletzt wahrscheinlich, weil der große Napoleon – körperlich eher kleingewachsen – angeblich einen Hang zu muskulösen Frauen hatte. Aber wie die Geschichte lehrt, griff er im Notfall auch auf die kleineren, zarten zurück.

Dann war das neunzehnte Jahrhundert da und ein neuer Aufbruch: Industrialisierung, Wohlstand und Neurosen. Es war jetzt nicht mehr so erstrebenswert, sich durch Körperfülle von der Unterschicht zu unterscheiden, im Gegenteil, die gutbürgerlichen Mütter ermahnten ihre Töchter, nicht zu fressen wie ein „Bauernmädchen". Man schnürte die Taille, und das romantische, bleichsüchtige Geschöpf, das regelmäßig in Ohnmacht fiel, um dann mit Riechsalz wiedererweckt zu werden, schützte sich mit Schirmen und bizarren Hutkonstruktionen vor den Strahlen der Sonne.

Der englische Dichter Lord Byron (1788–1824), wurde durch seine romantischen Gedichte für die Jugend der viktorianischen Mittel- und Oberschicht zum großen Vorbild. Aber auch sein exzentrisches Liebesleben und – nicht zuletzt – seine Abneigung gegen Fettleibigkeit machten ihn zum Idol. Er hatte sich als 18jähriger von 91 auf 62 Kilo heruntergehungert und war zum fanatischen „Asketen" geworden. Er hielt weiterhin streng Diät und erbrach sich nach zeitweiligen Freßattacken.

Der „Byronismus" wurde zum Kult, und die höheren Töchter wollten sein wie der umschwärmte Poet: ein melancholisches, ausgezehrtes Geschöpf.

Dabei waren erlesene Mahlzeiten in den gutbürgerlichen Stuben jetzt zur Prestigefrage geworden. Mit edlem Porzellan und geschliffenen Gläsern zelebrierte man fünfgängige Menüs, bei denen sich die ganze Familie versammelte. Unter der strengen Oberaufsicht der Hausherrin waren eine oder mehrere Köchinnen für die Zubereitung verantwortlich. Der Schein mußte gewahrt werden, um nur ja keinen Verdacht aufkommen zu lassen, man könne sich dies oder das nicht leisten. Eins war klar: Das beste Stück Fleisch sollte für den männlichen Körper bestimmt sein. Eine Frau hatte sich zu mäßigen – in jeder Hinsicht und schon gar beim Essen. Noch dazu war es den meisten Frauen wegen ihrer geschnürten Wespentaille ohnehin nicht möglich, normale Mengen zu sich zu nehmen. Und die Tischsitten waren so streng, daß die Dame Mühe hatte, eine Orange mit dem Messer zu zerteilen, ohne sich dabei anzukleckern. Also zog eine kluge Frau es vor, sich mit Migräne und ihrem Teller in ihr Zimmer zurückzuziehen, um dort ungestört völlern zu können.

Das Schlankheits*diktat,* der absolute Zwang zu einem perfekten Körper aber, ist eine Erfindung des 20. Jahrhunderts. Ausgerechnet zu jener Zeit, als sich die Frauen das Wahlrecht und den Zugang zu den Universitäten erkämpften, legte man ihnen ein neues, unsichtbares Korsett an – Diät wurde zum Thema. „Eine Frau kann niemals schlank genug sein!" sagte weiland die Herzogin von Windsor.

Die Lehre von Kalorien, Ballaststoffen und Vitaminen boomte, und in Amerika erfanden Herr Graham das gleichnamige Brot und sein Kollege Kellogg die Cornflakes. Das hatte ursprünglich moralische Gründe: Das prüde viktorianische Zeitalter ging zwar zu Ende, aber man war immer noch der Meinung, Onanieren würde bei Jugendlichen zu Rückenmarkschwund führen. Und fleischliche Nahrung zu sündigen Gedanken. Also hieß es, den Tag mit „Dr. Kellogg's" Frühstücksflocken zu beginnen, dann würde der Herr Sohn an sich halten können. Wenn Mr. Kellogg gewußt hätte!

Gewichtstabellen wurden eingeführt. Der Anthropologe und Darwinist Paul Broca (1824–1880) erfand die Liste vom „Normalgewicht" (Größe gleich Kilos minus 100), die auch heute noch gültig ist. (Herr Broca war übrigens auch ein eifrig Forschender in Sachen „Rassentheorien". Er führte im Auftrag des französischen Staates Vermessungen an der männlichen Bevölkerung durch. Anhand der Körpergröße sollte diese in die hoch-

10

wertige Rasse der „Kelten" und die minderwertige der „Kymrier" eingeteilt werden.)

Auch waren sich die Mediziner darüber einig, daß Übergewicht zu zahlreichen Krankheiten führen könne, und für die amerikanischen Versicherungsgesellschaften war die Lehre vom mäßigen Essen ein gefundenes Fressen. Luis E. Dublin, der als Angestellter einer Versicherungsgesellschaft in Sachen Forschung unterwegs war, erstellte nämlich eine neue Tabelle, bei der das „Normalgewicht" zum „Idealgewicht" mutierte (Größe in Kilogramm weniger 100, minus 10% bei Männern, minus 15% bei Frauen). Wer das Idealgewicht nicht zu erreichen imstande war, mußte halt bei der Versicherungsprämie draufzahlen.

Die genormte Schönheit war geboren.

Die Pariser Couturiers ließen die Silhouetten immer schlanker werden, die Röcke immer kürzer. Die moderne Frau wurde befreit von aller Mütterlichkeit, sie wurde sportlich aktiv und androgyn. Die reichen Amerikanerinnen, voll Pioniergeist und von Langeweile geplagt, flogen nach Paris und begeisterten sich für die neue Mode. Sie waren die ersten, die danach trachteten, so auszusehen wie die wandelnden Kleiderbügel am Laufsteg.

Nun florierte auch die Textilindustrie: Es gab die kecken neuen Kleider zu erschwinglichen Preisen auch für die Durchschnittsfrau zu kaufen. Schließlich wurden die Standardgrößen eingeführt, die seither so manche Frau in der Umkleidekabine zur Verzweiflung getrieben haben.

Die ersten Diätratgeber kamen auf, und jede, die sie las, wußte: Es ist deine eigene Schuld, wenn du dich nicht beherrschen kannst! 1930 ließ Helena Rubinstein verlauten: „Überflüssiges Fett ist etwas Abscheuliches und steht nicht im Einklang mit den Prinzipien, auf denen unser Schönheitskonzept beruht."

Damals wurde auch die Bulimie zum erstenmal öffentlich erwähnt. Das heißt, Namen hatte sie ja noch keinen, aber bei der „Adult Weight Conference 1926" machte ein vortragender Arzt eine eindeutige Anspielung. Er bezog sich auf das englische Sprichwort „You can't have your cake and eat it" und ließ durch-

11

blicken, daß im Gegenteil „viele junge Frauen ihren Kuchen aßen, ohne ihn sich einzuverleiben" – mit Hilfe von Abführmitteln oder durch Erbrechen. Auch Einläufe dürften sehr beliebt gewesen sein.

Und dann kam der Film mit seinen schlanken, glänzenden Geschöpfen in den fließenden Gewändern der dreißiger Jahre. Sogar Marlene Dietrich mußte abspecken, bevor sie nach Hollywood durfte.

Nach dem Zweiten Weltkrieg gab es noch eine kurze Phase der Idealisierung einer vollbusigen, braven Hausmutti, doch dann brachen die sechziger Jahre über uns herein, und wir waren endgültig am Tiefpunkt des Gewichtes angelangt. Als Gipfel der Innovation wurde der Minirock präsentiert – und seine Trägerin Twiggy, deren knochige Beine erbarmungswürdig fleischlos darunter hervorkamen.

Zum erstenmal nahm die Jugend eine eigene Kultur für sich in Anspruch: ihre sexuelle Befreiung, ihre Rockmusik und ihre eigene Mode. Und die Erwachsenen nahmen sich die Jugendkultur und machten ihr Geschäft daraus. Der junge, schlanke Körper wurde zum Werbeträger und damit zur Schablone für die Frauen der westlichen Welt.

Eßstörungen sind ein Phänomen, das hauptsächlich in Europa, Amerika und Japan auftritt. Also in Ländern, wo es für den Großteil der Bevölkerung ein Überangebot an Nahrung gibt. Aber auch in einem Kulturkreis, wo man die füllige Frau noch als Schönheitsideal betrachtet – in den reichen arabischen Ländern –, sind Eßstörungen nicht mehr unbekannt und im Zunehmen begriffen.

Venus von Willendorf, was haben sie mit dir gemacht?!

12

2. DIE FASTENDEN MAIDEN
Die Geschichte der Eßstörungen

Der christliche Eremit Antonius lebte im 3. Jahrhundert n. Chr. 15 Jahre lang in der Wüste nur von Brot und Wasser. War er Asket oder ein Magersüchtiger?

Das Topmodel Kate Moss ist mit der „Calvin Klein"-Werbung ein androgynes Vorbild für Millionen Mädchen geworden. Ist sie eine Magersüchtige oder eine Asketin?

Katharina von Siena (1347–1380), eine christliche Ordensfrau, steckte sich ein Zweiglein in den Hals, um die zu sich genommene Nahrung wieder zu erbrechen. War sie Heilige oder Bulimikerin?

Lady Di, seit ihrem Tod als Devotionalie gehandelt, outete Anfang der Neunziger ihre Freßattacken mit anschließendem Erbrechen. War sie Bulimikerin oder eine Heilige?

Lord Byron (1788–1824), der romantische Dichter, „melancholische" Kultfigur der Jugendlichen seines Zeitalters, lebte Anfang des 19. Jahrhunderts nur von Keksen und Sodawasser. War er ein eitler Geck oder magersüchtig?

Elton John ließ verlauten, auch er sei zeitweise der Eß-Brech-Sucht erlegen. Ist er Bulimiker oder ein eitler Geck?

Franz Kafka (1883–1924) schildert in der Novelle „Ein Hungerkünstler" die Euphorie des Hungerns anhand der Geschichte eines Fastenden, der sich als Zirkusattraktion verkauft. Starb Kafka an den Folgen einer Lungentuberkulose oder war er magersüchtig?

Audrey Hepburn, bezauberndes Reh des Kinos der fünfziger und sechziger Jahre war offensichtlich die Lust aufs Essen vergangen. War sie magersüchtig oder eine modebewußte Trendsetterin?

Wären das nicht herrliche Schlagzeilen, clevere Rückschlüsse, Stoff für Talkshows und für Artikel in Boulevardblättern? Sensationell! Aber kann man Menschen so einfach aus ihrem Kulturkreis und ihrer Epoche auf die Couch des angehenden 21. Jahrhunderts legen und diagnostizieren?

„Anorexie" (Magersucht), „Bulimie" (Freßattacken mit anschließendem Erbrechen) und „Adipositas" (Fettleibigkeit) sind Krankheiten des 20. Jahrhunderts. Doch das Experimentieren mit dem Körper und seinem Trieb nach Nahrung war schon immer reizvoll und wurde in allen Kulturen und Religionen als Reinigung, als Magie oder als Machtmittel benützt.

Die Ägypter setzten das Fasten als Trauerritual nach einem Todesfall ein. Sie wollten verhindern, daß durch Nahrungsaufnahme die Seele des Verblichenen in die Körper der Hinterbliebenen eindringt.

Schamanen und christliche MystikerInnen fasteten, um die vollendete Erleuchtung zu erlangen, Weißmagier allerorten verwendeten Nahrungsentzug als Unterstützung der guten, Schwarzmagier zur Unterstützung der bösen Kräfte.

Im Frühchristentum, mit seiner neuen Weltanschauung von der Hinwendung zum Geistigen, war Völlerei moralisch untragbar geworden, und rigorose Fastenregeln wurden festgesetzt. Strenge Strafen drohten demjenigen, der sie nicht einhielt.

Im 5. Jahrhundert ordneten die Kirchenväter schließlich eine Lockerung an, um das Volk bei Laune und bei Kräften zu halten. Nur noch extreme Hardcore-Asketen zogen sich in einsame Gegenden zurück und frönten dem Nahrungsentzug.

Im Mittelalter waren es dann vor allem weibliche Heilige, die als Zeichen der Buße ihren Körper mit strengem Fasten marterten. Doch Männer wie Frauen übten ihre Askese auch in Form von Selbstgeißelungen, Auspeitschen und Durchstechen verschiedener Körperteile. Die Beschreibungen dieser Tourturen lesen sich fast wie SM-Pornohefte, doch ihre Verbreitung diente nicht zu lustförderndem Zweck. Die Lust sollte abgetötet werden. Ob das immer gelungen ist, ist zu bezweifeln.

14

Ab dem 16. Jahrhundert, als die allzugroße Frömmigkeit nicht mehr so gefragt war, kamen dann die „Wundermädchen" in Mode, die „fastenden Maiden". Sie galten nicht mehr als Heilige, sondern als Attraktion. Es waren junge Frauen, hauptsächlich aus den unteren Schichten, die sich weigerten, Nahrung zu sich zu nehmen und dann zur willkommenen Geldquelle für ihre Verwandtschaft wurden. Die Menschen pilgerten nämlich in Scharen zum Ort des wundersamen Geschehens, um die Ausgezehrte zu besichtigen.

Im Fall der Sarah Jakob führte das 1869 in ihrem Heimatort Llethernoryadd-ucha in Wales zu einer blühenden Infrastruktur. Sogar die Knaben des Ortes verdienten daran. Sie erwarteten die schaulustigen Pilger am Bahnhof, um sie zum Haus der Ausgemergelten zu führen. Dafür trugen sie Mützen mit der Aufschrift: „Hier geht's zum fastenden Mädchen!"

Wurde diesen Mädchen und ihren Familien jedoch Betrug nachgewiesen, ging es ihnen schlecht. Ärzte, Geistliche und sonstige gelehrte Herren begannen sich nämlich für die Fälle zu interessieren und mußten – im Zeitalter der Aufklärung – die nötige Skepsis gegen „Wunder" mitbringen. Also stellte man die fastenden Maiden unter Beobachtung und überprüfte streng, ob nicht doch Essen ins Zimmer der meist Bettlägrigen geschmuggelt wurde. Eine oder mehrere Personen bezogen dort Quartier, und man untersuchte täglich das Bettlaken nach Kot und Urin.

Für Sarah Jakob endete die Geschichte mit dem Tod. Vier Krankenschwestern hielten abwechselnd bei dem zwölfjährigen Mädchen Wache. Sarah wurde immer schwächer, doch ihre Eltern weigerten sich hartnäckig – angeblich dem Wunsch der Tochter folgend –, daß ihr auch nur gewässerter Brandy eingeflößt wurde. Sarah starb nach zehn Tagen an Unterernährung.

Anderen Wundermädchen wiederum konnte kein Betrug nachgewiesen werden. Wie Martha Taylor, die im 17. Jahrhundert in Derbyshire zur Sensation wurde, weil sie angeblich nur von ein paar Tropfen Pflaumensirup oder dem Saft einer gerösteten Rosine lebte.

15

Ann Moore aus dem englischen Ort Tutbury hingegen, deren Fasten jahrelang eine gute Einnahmequelle für sie und ihre Lieben gewesen war, wurde schließlich entlarvt: Man fand eine Mulde mit Vorräten unter ihrem Bett, und ihre Tochter gestand schließlich, ihr bei zärtlichen Küssen kleine Bissen in den Mund geschoben zu haben. Ann Moore geriet in Armut und Schande und landete in der Gosse.

Auf jeden Fall entwickelten die Ärzte die absonderlichsten Theorien über die Fähigkeit, ohne Nahrung überleben zu können. Der Fall Mollie Fancher (1848 in Brooklyn geboren) entzündete sogar einen Streit unter den Anhängern verschiedener „Glaubensrichtungen": Die Spiritisten hielten sie für eine Hellseherin, Katholiken und Protestanten verehrten sie als Heilige, die Neurologen sahen in ihr eine Betrügerin, die Kirchenfürsten sprachen von einem Beweis der Existenz Gottes. Die modernen Psychologen verkündeten, es gäbe eben unerforschte Gebiete der Seele, für die eine materialistisch orientierte Schulmedizin keine Antwort hätte. Mollie Fancher behauptete, das Fleisch „transzendieren" zu können, und fastete bis zu ihrem Tod 1916, kurz nachdem sie ihr „Goldenes Jubiläum im Bett" gefeiert hatte.

Ende des 19. Jahrhunderts wurde das Fehlen von Appetit endgültig aus dem mystischen Bereich geholt und zur Krankheit erklärt. Die „Anorexia nervosa" hielt ihren Einzug in medizinische Lehrbücher. Über die Ursachen war man sich bis in die Mitte unseres Jahrhunderts nicht einig,

Die fastenden Maiden also waren keine Wundermädchen mehr, sondern wurden für krank erklärt, was sie ihrer Attraktion beraubte.

Dafür traten die sogenannten „menschlichen Gerippe" und „Hungerkünstler" als Sensationsobjekt an ihre Stelle, die sich auf Jahrmärkten und im Zirkus zur Schau stellen ließen. Zusammen mit siamesischen Zwillingen, übermäßig dicken Frauen und anderen „Kuriositäten" verdienten sie sich so ihren Lebensunterhalt.

16

Die Stars unter ihnen hatten sogar einen Manager. Sie reisten um die Welt und konnten in verschiedenen Etablissements bestaunt werden, wo sie in einem Käfig, streng bewacht, einen 30- bis 40tägigen Nahrungsentzug zum besten gaben. Damit konnte man noch bis nach dem Ersten Weltkrieg gutes Geld machen, obwohl die Konkurrenz hart und der Job kein leichter war. Manche kostete es das Leben, manche gaben vorher auf.

Der Hungerkünstler Wolly gelangte Mitte der zwanziger Jahre zu trauriger Berühmtheit, weil er in einem Pariser Lokal nach 28tägigem Fasten aus Wut über die lachenden Zuschauer seinen gläsernen Käfig zertrümmerte.

Dann starb der Berufszweig langsam aus. Die Allgemeinheit sah es als unmoralisch an, sich an Abnormitäten zu belustigen. Und außerdem gab es jetzt Radio und Film. In den Dreißigern waren dann hungernde Menschen ohnehin nichts Besonderes mehr.

Sind nun die Hungerkünstler allesamt nur „der Not gehorchend" zu Hungerkünstlern geworden? Oder sind sie – wie die Wundermädchen vor ihnen, wie auch die mittelalterlichen Mystikerinnen – in einen euphorischen Zustand hineingekippt, der sich auf Grund einer Endorphinausschüttung einstellt?

Franz Kafka beschreibt in seiner Geschichte „Ein Hungerkünstler" den Zustand des Fastenden als so berauschend, daß man ihn posthum zum Anorektiker erklärt hat.

Der Hungerkünstler in Kafkas Geschichte ist ein ehemals weltberühmter Mann, der schließlich, am Ende seiner Karriere, sein Gnadenbrot in einem Zirkus fristet. Dort sperrt man ihn in einen Käfig im Stall, wo sich auch die Raubtiere befinden, und vergißt auf ihn, „[. . .] bis sich einer [. . .] an den Hungerkünstler erinnerte. Man rührte mit Stangen das Stroh auf und fand den Hungerkünstler darin. ‚Du hungerst noch immer?' fragte der Aufseher, ‚wann wirst du denn endlich aufhören?' ‚Verzeiht mir alle', flüsterte der Hungerkünstler; nur der Aufseher, der das Ohr ans Gitter hielt, verstand ihn. ‚Gewiß', sagte der Aufseher und legte den Finger an die Stirn, um damit den Zustand des Hungerkünstlers dem Personal anzudeuten, ‚wir verzeihen dir.' ‚Immerfort wollte ich, daß ihr mein Hungern bewundert', sagte der Hungerkünstler. ‚Wir bewundern es auch', sagte der Aufseher entgegenkommend. ‚Ihr sollt es aber nicht bewundern', sagte der Hungerkünstler. ‚Nun, dann bewundern wir es also nicht', sagte der Aufseher. ‚Warum sollen wir es denn nicht bewundern?' ‚Weil ich hungern muß, ich kann nicht anders', sagte der Hungerkünstler. ‚Da sieh mal einer', sagte der Aufseher, ‚warum kannst du denn nicht anders?' ‚Weil ich', sagte der Hungerkünstler, hob das Köpfchen ein wenig und sprach mit wie zum Kuß gespitzten Lippen gerade in das Ohr des Aufsehers hinein, damit nichts verloren ginge, ‚weil ich nicht die Speise finden konnte, die mir schmeckt. Hätte ich sie gefunden, glaube mir, ich hätte kein Aufsehen gemacht und mich vollgegessen wie du und alle.' Das waren die letzten Worte, aber noch in seinen gebrochenen Augen war die feste, wenn auch nicht mehr stolze Überzeugung, daß er weiterhungre."

Die Magersüchtige von heute mag vielleicht dasselbe Hochgefühl erleben wie ein Asket in der Wüste, wie die Heilige im Kloster, wie der Hungernde im Käfig. Ihre Motivation jedoch ist nicht die religiöse Verzückung oder der schnöde Mammon, sondern der schlanke Körper. Aber eines haben sie gemeinsam, der Asket, die Heilige, der Hungerkünstler und die Magersüchtige der neunziger Jahre: ein ungestilltes Bedürfnis nach Anerkennung und nach Liebe.

18

3. STIERHUNGER
Tips und Tricks für die Bulimikerin

Du hast also schon einige Diäten hinter dir. Du steigst täglich auf die Waage, und es ist schon lange her, daß du ein Butterbrot gegessen hast – von einer Nußtorte ganz zu schweigen.
Und dann ist es doch passiert. Es war stärker als du. Du hast dich richtig sattgegessen. Dein Bauch ist rund und voll und zufrieden. Aber *du* bist nicht zufrieden, die Hose spannt. Morgen wird die Waage ein Kilo mehr anzeigen.
Das bedeutet mindestens drei Tage konsequentes Fasten. Drei Tage Buße für lächerliche zehn Minuten „Unwiderstehliches in den Mund stopfen". Nur weil du dich nicht beherrschen kannst, du gieriges Schwein. Und dann kommst du plötzlich auf eine Idee. Man könnte ja probieren, ob es funktioniert. Man könnte das Geschehene vielleicht ungeschehen machen.
Du gehst aufs Klo und steckst den Zeigefinger in den Mund. Ekelhaft. Du nimmst den Mittelfinger dazu. Zuerst würgst du ein bißchen herum, doch dann geht es erstaunlich leicht. Ein Schwall Erbrochenes ergießt sich in die Muschel. Es ist vollbracht, du bist wieder das ätherische Wesen von vorher.
Und damit hast du deine Initiation in unseren Geheimbund vollzogen. In den Geheimbund der Bulimikerinnen. Du weißt es nur noch nicht. Aber du bist jetzt Mitglied, und du brauchst keine Angst zu haben, keiner wird etwas davon erfahren. Es steht dir nicht auf die Stirne geschrieben. Aber du bist jetzt eine Eingeweihte.
Du wirst deine kleine, heilige Handlung nämlich wiederholen. In immer kürzer werdenden Abständen. Sie wird zum Ritual werden. Du hast einen Pakt mit dem Freßteufel geschlossen, und er hat dir all die verbotenen Genüsse versprochen, von denen du Nacht für Nacht geträumt hast: goldbraune Semmeln, frisch und

warm, rosig pralle Würste, saftigen gelben Käse und schneeweiße Sahne.

Aber wie das mit den Teufeln so ist, du hast ihm dafür deine Seele gegeben. Doch die schwarze Messe am Klo, der Tribut, den du ihm zollen mußt, ist ja in fünf bis zehn Minuten erledigt – also laß dich's nicht verdrießen und mach das Beste draus.

Zuerst solltest du einmal beachten, daß du deine innere Reinigung innerhalb von ein bis zwei Stunden nach dem Essen vollziehen mußt, damit sich keine unerwünschten Kalorien in den Verdauungsapparat schmuggeln. Also muß eine Toilette in der Nähe sein.

Nun überrascht dich die Gier aber, du wirst es sehen, unerwartet und ohne Rücksicht auf Uhrzeit und Umgebung. Wer am Arbeitsplatz kotzt, in der Schule oder gar auf öffentlichen Einrichtungen mit dem Symbol für „Weibchen" an der Tür, muß damit rechnen, belauscht zu werden. Das kann sich ganz schön negativ auf die Konzentration auswirken und dazu führen, daß die gewünschten Konvulsionen der Eingeweide ausbleiben.

Manche Restaurants z. B. haben Toiletten, an deren Tür am unteren Ende ein Spalt klafft. Da hockst du also am Boden und bist dir bewußt, daß statt deiner Schuhspitzen die Sohlen zu sehen sind. Und draußen wartet schon die nächste, schminkt sich derweil die Lippen und räuspert sich taktvoll, während du tierische Geräusche von dir gibst.

Und dann – es mag ja paradox klingen, aber wir vom Geheimbund der Bulimikerinnen sind sehr auf Sauberkeit bedacht. Wenn es auch der Fall ist, daß einem auf einem schmutzigen Klo das Kotzen leichter kommt, so will man es ja doch schön haben während der geheimsten Viertelstunden des Tages, in gepflegtem Ambiente und nicht Auge in Auge mit Exkrementenresten.

Bei meinem Griechenlandaufenthalt im Jahre 69, als frischgebackene Novizin der Bulimie, erlebte ich meine erste große Enttäuschung. Ich wollte auf dem Klo einer Taverne in Athen Weinblätter, Tintenfisch und Souvlaki wieder loswerden. Eine Tortur

20

– hinter der unversperrbaren Türe einer Latrine, wo es nur Haltegriffe für die Hände gab und wo auf Spülungsknopfdruck nebst dem Eigenen auch einiges Fremdes wieder hochkam! Aber keine Sorge, die Hygienebedingungen werden mit der EU zusehends besser.

Und Fazit – die beste Wahl ist meist das Klo zu Hause. Wer mit anderen Menschen zusammenwohnt, also mit den Eltern, mit dem Freund oder gar mit Mann und Kind, muß dann wohl sein geheimes Ritual zu bestimmten Zeiten zelebrieren, damit es ein geheimes bleibt.

Der absolute Luxus ist eine eigene Wohnung ganz für sich allein. Und da wären wir schon bei zwei wichtigen Punkten: Eine Mitgliedschaft bei der Bulimikersekte ist mit Kosten verbunden und macht dich zur Einzelgängerin.

Man kann z. B. nach einem ausgiebigen Mahl im Restaurant oder auf einer Party unter einem Vorwand verschwinden, in ein Taxi steigen, nach Hause fahren, das Taxi warten lassen, kotzen und dann wieder in den Kreis der fröhlichen Freunde zurückkehren (manchmal, um gleich wieder weiterzufressen). Aber wie gesagt, das ist etwas für Gutverdienerinnen. Und ehrlich gesagt, wahrscheinlich bleibst du dann ohnehin gleich zu Hause.

Die ärmeren unter uns, denen es an Mitteln fehlt, im Laufe der Jahre eine Eigentumswohnung ins Klo zu kotzen, die werden auch schon einmal kriminell. Das eine oder andre Mal. Sie stehlen die Lebensmittel. Vielleicht auch nur, weil ihnen die Eltern nicht das nötige Geld geben wollen. Aus Trotz sozusagen. Oder einfach, weil es einen Kick gibt, eine zusätzliche Facette des selbstzerstörerischen Chaos.

Aber man muß jetzt auch einmal die positiven Seiten beleuchten: Die Mitglieder des Geheimbundes sind im Schnitt überdurchschnittlich intelligent und verwenden all ihre Kreativität für ihren „binge-purge-circle" – ihren „Freßorgien-Säuberungsrhythmus". Die Amerikaner – Experten für psychische Störungen aller Art – haben dieses Wort erfunden, und es ist eine gelungene Kombination: „To binge" heißt „auf (Sauf-)tour gehen", und „purge" bedeutet sowohl „sich von einer Sünde reinigen" als auch „abführen". Das trifft es genau.

Eine große Gruppe tut es nämlich auch mit Abführmitteln und Entwässerungspillen. Ein bißchen naiv vielleicht, denn die verschluckten Kalorien wird man dadurch nicht wieder los, aber das angestrebte Gefühl der Reinigung wird zweifelsohne erreicht.

Ich persönlich habe mit dieser Technik keine Erfahrung, aber Erni, eine Garderoberin im Theater, vertraute mir einmal an, sie schlucke täglich bis zu 30 „Dulcolax" und verbringe Stunden des Tages am Klo, nur halt andersherum. Aber zum Schluß hatte sich ihr Darm an die ausschweifende Entstopfung gewöhnt, so daß er zu Fleiß stopfte.

Nur einmal machten wir uns voll, um leer zu sein: mit einem sogenannten „Quellmittel". Wir saßen in der Theatergarderobe beisammen, tauschten einen festen Händedruck, blickten einander ins Auge und sprachen den feierlichen Schwur: „Ab heute nur mehr 800 Kalorien!" Dann zerkauten wir langsam je zwei Stück der kleinen, ekelhaften braunen Tabletten „auf pflanzlicher Basis", die im Magen aufgehen wie Hefeteig und das Hungergefühl nehmen sollten. Als sie nach einer halben Stunde aufgegangen waren, wurde uns so schlecht, daß wir etwas Solides essen mußten.

Aber welchem Typus du auch immer zugehören magst – das Klo ist das Ziel der Reise. Dabei fängt es oft ganz harmlos an: Du nimmst etwas zu dir, eine Kleinigkeit, ein Stück Brot, mageren Schinken, fettreduzierten Käse und eine Tomate. Dann ist aber noch ein wenig Schinken übrig, und du schneidest dir noch ein kleines Stück Brot dazu ab, um den Schinken draufzulegen. Und jetzt aufhören. Aber nun ist noch ein Stück Tomate da, eine kleine Scheibe Käse dazu … zu viel … aufhören … nein egal, weiteressen. Du beginnst hektisch den Kühlschrank auszuräumen, du kochst Nudeln – verflixt, sie sind noch nicht weich, macht nichts –, du schlägst Eier drüber in einer Pfanne, du bestreichst die ausgetrockneten Brotreste von gestern dick mit Butter, du löffelst Marmelade aus dem Glas, kaust Frühstücksflok-

22

ken ohne Milch, und alles schnell, schnell, die Uhr tickt, die Verdauung setzt ein . . . weiter, weiter, was geht noch, was ist noch da? . . . Hundefutter, Wurstreste aus dem Mülleimer . . .

Das bist doch nicht du, da, jetzt in der Sekunde? Das ist der Freßteufel, mit dem du dein Geschäft gemacht hast. Er steht neben dir, und du mußt zusehen, wie ihm das Fett aus den Mundwinkeln rinnt!

Oh nein, jetzt laß die Ausreden, das bist schon du selber, soll ich dir einen Spiegel zeigen? Du selbst bist zum Freßteufel geworden. Mit einem riesigen Schlund und einem Kopf wie ein Brotlaib, mit Spiegeleierohren, Wursträderaugen, Ohrgehängen aus Spiralnudeln. Und obendrauf eine umgedrehte Eistüte als Hütchen, wo das Vanilleeis langsam zerrinnt.

Aber du wirst dich an dein zweites Ich gewöhnen.

Du nimmst dein zweites Ich an die Hand – das mit den Spiegeleierohren – und ihr geht in den Supermarkt einkaufen. Es türmen sich im Einkaufswagen die Nahrungsmittel für eine vierköpfige Familie von Schwerarbeitern. Kohlehydrate, Fett, Zucker. Mit prallgefüllten Plastiktüten kommst du aus dem Geschäft. Wenn du Autobesitzerin bist, hast du's leichter, die schwere Beute nach Hause zu transportieren. Man glaubt ja gar nicht, welche Bleigewichte an Nahrung man sich da einverleibt! Man könnte ins Buch der Rekorde kommen. Aber auch wenn du den Heimweg zu Fuß zurücklegen mußt – du wirst das Gewicht nicht spüren, du wirst laufen, laufen und dir dazwischen schon den einen oder anderen Bissen aus der Verpackung reißen. Nur die Mineralwasserflaschen sind ein bißchen sperrig. Denn du weißt: Flüssigkeitsaufnahme in großen Mengen ist unerläßlich, damit beim „grande Finale" alles wie geschmiert geht und problemlos herausrutscht.

Auf jeden Fall empfiehlt es sich, einen Liter lauwarmes Salzwasser mit aufs Klo zu nehmen, um auch die letzten verbliebenen Reste an die Oberfläche zu befördern.

Und dann – ganz wichtig! Die Reihenfolge der verschiedenen Nahrungsmittel spielt eine große Rolle! Niemals mit den Süßig-

23

keiten anfangen! Schokolade versinkt sofort in die tiefsten Tiefen und sitzt wie ein klebriger brauner Schleim hartnäckig im Magen. Also erst am Ende, wenn du eigentlich nicht mehr kannst, zum Sahnetörtchen greifen, sonst bekommst du es nur unter schwersten Würgekrämpfen wieder heraus.

Hier und nirgendwo anders haben wir uns entschlossen, unsere immense Kreativität auszuleben (wie bliebe auch die Zeit für andere Interessen – Essen ist zum einzigen Hobby geworden). Also seien wir innovativ! Komponieren wir z. B. mit Farben! Beginnen das Mahl mit feuerroten, reifen Tomaten. Wie schön, wenn wir beim Rückweg wieder bei den feuerroten Tomaten angelangt sind und wissen: ich bin leer.

Angenommen, du hast es nun überstanden. Jetzt heißt es, alle Spuren zu verwischen. Den Topf mit den Resten des Salzwassers zurück in die Küche schmuggeln, die Tränen abwischen, das in die Nase Aufgestiegene herausschneuzen, die Hände waschen, einmal, zweimal, der Geruch ist ein lange haftender. Wenn die Finger deinen Rachen nicht mehr genügend stimulieren, hast du vielleicht den Stiel der Zahnbürste genommen, die du jetzt zum Zähneputzen verwendest. Zum Schluß noch die Toilette gründlich nach Danebengespritztem untersuchen, reinigen und ein Airdeo verwenden, denn wie gesagt, der Geruch ist hartnäckig.

Tja, und dann wieder ins normale Leben zurück, wieder allein sein, ohne die teuflische Schwester. Ein Hauch Magensäure vielleicht, nur von dir selbst wahrgenommen, erinnert dich noch an den vorangegangenen Exorzismus.

Alles in allem – wo ist das Problem? Wie gesagt, du bist jetzt leer. Furchtbar leer. Na sicher, denn du hast deine Seele weggegeben. Und drum mußt du was essen, um den Platz zu füllen.

24

4. DIE MEMOIREN 1

Ich war schon wieder einmal zu dick. „Mollig" sagten die Kollegen des Volkstheaters. Oder „noch a bisserl Babyspeck". Ich war gerade 19, „sehr begabt", „drollig", ein „unglaublich originelles Madl" – aber ich brachte bei 164 cm Größe 62 Kilo auf die Waage. Zu dick.

Dabei wußte jeder damals schon durch unzählige Diätbücher und Frauenzeitschriften, „wie man seine schlanke Linie erhält". Man hatte seine Kalorientabelle in der Tasche. Waren in den ersten Nachkriegsjahren die Kalorien noch staatlich rationiert gewesen, so mußte die schöne Frau im keimenden Wohlstand der frühen Sechziger die Kalorien jetzt selbst rationieren.

Im Alter von 15 Jahren hatte ich meine erste Abmagerungskur streng durchgezogen. Und ich hatte zum erstenmal jenes Hochgefühl erlebt, wenn nach drei Tagen der Hunger einer seltsamen Euphorie Platz macht, wenn es dich kaltläßt, daß man neben dir heiße Suppe löffelt.

Vier Kilo hatte ich damals verloren, den bitteren Geschmack von schwarzem Nescafé auf der Zunge. Und dann schickte mir Gott auch noch eine Gelbsucht! Eine Diät durch höhere Gewalt. Herrlich, fiebernd vor sich hinzuwelken, und Mutti bringt dir liebevoll zubereitete, fettfreie Nahrung.

Später, in der Schauspielschule, war natürlich die Figur ein wichtiger Faktor dabei, welche Rollen man bekam. Die Dünnen durften „Jeanne d'Arc" spielen, die Edle, Hehre, die Dicken wurden mit dümmlichen Dienstmädchen abgefertigt.

Unser Professor in Kostümkunde ermahnte uns zu einem majestätischen Gang, um uns auf das Tragen eines Kleides mit Schleppe vorzubereiten, und unser Schauspiellehrer griff uns, nach Fettablagerungen suchend, prüfend auf den Hintern oder

25

sagte seinen Lieblingssatz: „Lassen Sie alles hängen, was hängt!" – wobei er von Armen und Händen sprach.

Und am Abend, im Restaurant, während die andern Schnitzel und Schweinsbraten aßen, bestellte die elegante Dame ein Gericht, das eigens für elegante Damen auf die Speisekarte gesetzt worden war: die berühmte Salatplatte mit Ei.

Aber die elegante Dame sollte auch nur hie und da an einem Gläschen nippen, und insofern paßte ich mich dem Rollenklischee nicht ganz an. „Hasilein, du bürstelst wie ein Bierpferd", sagte mein Kollege Herwig Seeböck liebevoll. Alkohol zu trinken galt als schick unter jungen Intellektuellen oder solchen, die es sein wollten. Einige haben es sogar überlebt.

Am Abend, nach der Schauspielschule, saßen wir in Wirtshäusern oder Weinkellern, andere Lokale gab es nicht. Und die legendäre Wiener Kaffeehauskultur in Ehren – auch im „Hawelka" wurde von den Genies meistens Rotwein getrunken.

Meine Eintragungen in den alten Kalendern aus den Jahren 62 bis 64 zeigen bereits einen deutlichen Hang zum Spirituellen: „Di. 7. 11.

Ein Achterl – 70 Kalorien

Ein Vierterl weiß – 150 Kalorien

Ein hartes Ei – 70 Kalorien

Ein Paar Frankfurter – 258 Kalorien

Senf – 16 Kalorien

Drei Vierterl Rot – 490 Kalorien"

In der letzten Zeile wird die Schrift undeutlich.

Mein damaliger Freund liebte mich auch in Schlank. Und er hatte ein Faible für Reizwäsche. Also trug ich auch bei winterlichem Wetter Korsett und Strapse, wenn wir vom Wirtshaus zur Straßenbahnhaltestelle der Linie 49 wanderten. Auf einer Parkbank vor dem Denkmal der Maria Theresia wurde nämlich eine Pause eingelegt. Wenn er mir dann im Dunkeln unter den Rock griff, machte ich die Augen zu und hoffte inständig, es möge alles der Vorgabe entsprechen, die man auf Breitleinwand im „Forum-Kino" sehen konnte: Audrey Hepburn im Babydoll.

26

Zwei meiner Kolleginnen von der Schauspielschule, Christa und Helga, verdienten sich das Schulgeld als Empfangsdamen im Schönheitsinstitut „Figurina" am Graben. „Figurina" gehörte einer lebenslustigen Dame namens Babsi, die sich durch die Heirat mit einem reichen, älteren Herrn den Weg in die Oberschicht gebahnt hatte. Nach viel zu langer, kinderloser Ehe war ihr schließlich fad geworden, und der Gatte hatte ihr den Schönheitssalon als Spielzeug gekauft.

„Figurina" war nach dem neuesten Stand eingerichtet: Es gab einen Raum mit Spiegeln und Ballettstangen, Massagebetten und allerlei Geräte für die figurbewußte Dame: eine Rudermaschine, „Cellulitisroller" (trommelartige Gebilde mit hölzernen Rollen, über die man sein Gesäß gleiten lassen konnte) und „Schlankheitsgurte" – Maschinen mit Schlinge, in die man den gewünschten Körperteil hineinhängen konnte, um ihn durch Vibrationen schlankzurütteln.

Das Institut war nicht sonderlich überlaufen, und wenn ich meine Freundinnen besuchte, schickte man mich meist zum Feinkosthändler um eine Flasche billigen Wein. Der Feinkosthändler war einer der wenigen Erwachsenen, die sich Sorgen um unsere Gesundheit machten: „So liabe Madln, und den ganzen Tag saufen!" Ich war die gewandteste im Überreden. Er händigte nach längerer Debatte immer die Bouteille aus.

Dazu rauchten wir die Zigarettenmarke „Nil", die es im Zehnerpack zu kaufen gab und deshalb nur die Hälfte kostete. Wir gaben uns der Illusion hin, dadurch Geld zu sparen.

Babsi hatte einen prominenten Friseur als Liebhaber und einen angeblich erstklassigen Abtreibungsspezialisten. Ich habe dessen Dienste nie in Anspruch nehmen müssen, aber die beiden Freundinnen erzählten mir, daß er nach Einkassieren des Honorars, 6000 Schilling (eine stolze Summe 1963), die Patientin zuerst einmal aufforderte, in seinem Beisein zu onanieren. Er behauptete, dies sei die beste Voraussetzung, um den Abortus einzuleiten. Ich hatte andere Sorgen. Ich hängte meine kräftigen Oberschenkel in je einen Schlankheitsgurt und rüttelte stundenlang.

27

Mit knapp 18 wurde ich vom kabarettistischen Lokalmatador Gerhard Bronner für sein Theater in der Walfischgasse engagiert. Bronner suchte ein zweites Mädchen als „gschmackigen" Aufputz für seine zeitkritische Herrenriege.

Es war damals selbstverständlich beim Kabarett, daß die Frauen eher für die optische als für die intellektuelle Herausforderung des Publikums sorgten. Aber ich war als Aufputz nicht so recht zu gebrauchen. Meine Schenkel waren – trotz Rüttelns – noch immer etwas zu dick, mein Gesicht war rund und kindlich. Ich mühte mich mit den choreographischen Schrittkombinationen, wurde ausgelacht und konnte gar nichts mehr.

Man stopfte mich in frivole Korsettchen, um mich zur „femme fatale" zu machen, aber ich sah aus wie ein pummeliges Mädchen am Maskenball. Also versuchte ich, den Mangel an Grazie mit Komik auszugleichen, eine Selbstschutzaktion, die später mein zweites Ich werden sollte.

Es funktionierte, und die angestammten Komiker waren irritiert. Mein Kollegin Edith Leyrer und ich wurden übrigens vom männlichen Ensemble nicht „Edith" und „Dolly" genannt, sondern „Grammel 1" und „Grammel 2". (Grammel – der Wiener Ausdruck für Griebe, ein Rückstand, der sich beim Schmelzen von Schweinefett bildet.) Gerhard Bronner war für seinen zeitkritischen, intellektuellen Humor berühmt. Ich war „Grammel 2".

Und in dieser Saison habe ich erheblich zugelegt. An Komik und an Gewicht. Ich verliebte mich nämlich in einen Kollegen, der nicht nur verheiratet, sondern auch schwerer Trinker war. Der wiederum hing in abgöttischer Verehrung an seinem Freund Erich, der auf der Bühne den dummen Dicken darstellte und im wahren Leben ein blitzgescheiter, aber vom Alkohol aufgeweichter Choleriker war. Solange ich die nächtlichen Sauftouren bis zum bitteren Ende mitmachte, war ich als Anhang geduldet. Sobald ich aber gegen ein Uhr früh Eigenwillen zeigte und leicht wankend aufstand, um nach Hause zu gehen, wurde Erich väterlich autoritär, und ich mußte mich wieder hinsetzen.

Mein wirklicher Vater wurde auch autoritär und gab mir eine

28

Ohrfeige. Meine Mutter versuchte zu vertuschen und kaufte auf Raten in der „Kreditquelle" einen Teppich fürs Vorzimmer, der durch seine flauschige Beschaffenheit meine nächtlichen Schritte dämpfen sollte. „Damit der Alte um Gottes willen nicht aufwacht!" Meine Eltern standen nicht so gut miteinander. Seit mein Vater seine Karriere als Opernsänger aufgegeben hatte und in einem Büro arbeitete, war er eigenbrötlerisch geworden. Seine einzigen Interessen galten dem Kirchenchor und dessen weiblichen Mitgliedern und einer von ihm entwickelten Gesangstechnik, die er an seinen wenigen Schülern exerzierte.

Meine Mutter nahm damals schon längere Jahre ihre Aufputschmittel, aber die hatte sie in dieser Zeit auch bitter nötig. Jede Nacht weckte ich sie durch einen Anruf aus dem Telefonhütterl am Eck, und sie kam zum Haustor herunter.

Vor acht Jahren nämlich, als ich ungefähr zehn gewesen war, hatte sich der Vorfall mit dem fremden Onkel mit dem Zuckerlsackerl ereignet: Seit ich denken konnte, hatte mich meine Mutter in abschreckendsten Worten vor dem fremden Onkel gewarnt – und dann kam er leibhaftig!

Er betrat hinter mir den düsteren Gang unseres Gründerzeithauses, raschelte mit seinem Zuckerlsackerl (damals gab es noch keine Gummibärli in Plastiktüten) und versuchte mich durch süße Versprechungen dazu zu bewegen, mit ihm zu kommen. Ich schrie nicht. Ich sagte nur leise: „Ich muß nach Hause!" Er kam noch ein Stückchen näher zum Absatz der Treppe, und ich rannte. Ich rannte um mein Leben die ganzen Stufen bis zu unserer Wohnungstür im dritten Stock und läutete Sturm.

Meine Mutter ging mit mir zur Polizei, und dieser mutige Schritt brachte uns großes Lob ein. Solche Vorfälle waren damals noch ein Tabuthema. Und dann gab man mir stundenlang Fotos von nichtssagenden Männergesichtern zum Anschauen, bis ich zum Schluß nicht mehr wußte, wie der Mann mit dem Zuckerlsackerl überhaupt ausgesehen hatte. „Vielen Dank, liebes Kind, du hast uns sehr geholfen, obwohl du ihn nicht finden konntest – vielleicht beim nächsten Mal. Baba!"

29

Und von da an konnte ich das Gründerzeithaus in der Kaiserstraße nicht mehr alleine betreten, ohne daß mich eine Panik überfiel. Psychologen zog ein anständiger Mensch damals noch nicht zu Rate, und so übernahm meine Mutter die Therapie und kam zum Haustor herunter, wann immer es möglich war.

Aber wir sind eigentlich am Beginn meiner Karriere am Volkstheater stehengeblieben. Ich war zu dick.
Die große Liebe mit dem Verheirateten war zu Ende, der Liebeskummer war in meiner Seele und die nächtlichen Saufereien waren im Gesicht und auf den Hüften hängengeblieben.
Und meine Mutter gab mir „Prelodin". Man hatte es ihr in der Apotheke ihres Vertrauens als sensationellen neuen Appetitzügler angepriesen, und meine Mutter hatte ein Faible für Tabletten. Immer wieder nahm sie irgendwelche Substanzen zu sich. Besonders liebte sie ihre „Kopfwehmittel", eine flotte, koffeinhaltige Mischung, die in Form von Pulver in einem kleinen Brieflein verpackt war. Ich sehe sie noch vor mir, meine Mutter, wie sie genüßlich das weiße Pulver auf die Zunge gleiten ließ, einen Schluck Wasser trank und darauf wartete, glücklich zu werden. Nach ungefähr 20 Minuten trat eine Wirkung ein, meine Mutter schlug sich damenhaft, aber doch, auf die Schenkel, sagte: „So!" und begann mit einer anstehenden Tätigkeit. Aber das war alles nichts gegen Prelodin. Das hat sie nimmermüde gemacht.
Sie leitete damals schon die Zweigstelle einer Handelsschule in Niederösterreich und fuhr mit ihrem neuerworbenen Führerschein und dem alten Käfer täglich hin und zurück. Das hat ihr große Angst gemacht, besonders im Winter, wenn die Bundesstraße vereist war. Meine Mutter hatte viele große Ängste. Aber mit Prelodin im Leib schaffst du das alles mit links.
Sie schaffte es auch noch, öfters in der Nacht zu unserer Freundin Käthe „ein bisserl tratschen" zu fahren. Oder um die stürmischen Wogen zu glätten, wenn Käthes Freund wieder einmal durch Alkoholkonsum in Rage geraten war. Er war ein verheirateter Mann und wollte dies auch bleiben, denn eine Scheidung

30

hätte ihm in seiner Position als Freimaurer geschadet. So sagte er. Am Kopf hatte er als Kriegsverletzter eine Silberplatte, die in Vollmondnächten zu unerfreulichen Gemütsausbrüchen führte. Meine Mutter sprang in ihren Käfer, und Käthe sperrte den Tobenden im Badezimmer ein, bis der „Engel Johanna" kam und ihm beruhigend zuredete.

So war sie, meine Mutter, von allen liebevoll „Johanna" genannt. Sie konnte nicht nein sagen.

Und mein Alkoholproblem ignorierte sie einfach. Es wäre zu anstrengend gewesen, sich damit auseinanderzusetzen. Konflikte waren ihr ein Horror. Gegen den Hüftspeck der Tochter aber wußte sie ein Mittel: Prelodin. Da mußte man keine langen Gespräche führen.

Prelodin war wirklich phantastisch. Nur hie und da hatte ich nachts sehr komische, erschreckende Träume, und tagsüber wurde meine Ängstlichkeit manchmal beängstigend. „Vegetative Dystonie", sagte der Hausarzt, „da stirbst du nicht daran, obwohl du glaubst, du mußt sterben."

Ein vielversprechender, neuer Anfang, diese neue Diät.

Und die erste große Rolle am Volkstheater.

„Grillparzer", ein Klassiker. Die „Edrita" aus „Weh dem, der lügt", einem sperrigen Stück Literatur. Der Regisseur war einer von den alten Haudegen, die große Freude daran hatten, sich unter den Schauspielern ein Opfer zu suchen und es zur Verzweiflung, im günstigsten Fall zum Weinen zu bringen.

Diesmal war ich sein Opfer. Er sprach nicht mit mir, er schrie. Das machte mich ziemlich fertig – und da kam er gerade recht, der nette Kollege mit dem neuesten Aufputschmittel „Reaktivan". Mit Reaktivan überstand ich die Proben bis zur Premiere ohne größere Zusammenbrüche, obwohl die Wirkung nicht so spektakulär war wie die des Prelodin. Dafür waren die Pillen vom Aussehen her glamouröser: gelbe, schimmernde Dragées, denen wir zärtlich den Namen „Reakterl" gaben.

Nur einmal noch brachte man mich – trotz Reakterl – auf den

31

Proben aus der Fassung. Die Kostümbildnerin hatte sich nämlich etwas einfallen lassen: Grillparzers „Edrita" ist ein wildes Germanenkind, das von den christlichen Franzosen missioniert wird. Dies sollte durch das Outfit unterstrichen werden. Man strickte mir aus dicker Wolle einen bodenlangen, erdbeerfarbenen Sack mit einem schwarzen Querstreifen am Busen (die Popart war gerade erfunden worden). Dieses Kleidungsstück sollte im Laufe des Stückes mit einem Gürtel in der Taille immer höher gezogen werden, denn Edrita mußte im Zuge ihrer Zivilisierung Bein zeigen (auch der Minirock war gerade aufgekommen). Die Strumpfhose war bananenfarben.

Ich sah furchtbar aus. Besonders in der Minirockphase, wo sich der hochgeraffte Strick wie ein unförmiger Kegel um meinen Rumpf bauschte. Ich war damals sehr fügsam, aber das war zuviel. Bei der ersten Probe mit Kostüm, im Schutz meiner Garderobe, sagte ich es der Kostümbildnerin ins Gesicht: In diesem Aufzug würde ich die Premiere nicht spielen.

Bei diesen letzten Proben geht es sehr geheimnisvoll zu: Der Zuschauerraum gähnt noch vor dir wie ein schwarzes Loch, nur die wichtigsten Leute sitzen unten, und hie und da flüstert der Regisseur dem Regieassistenten etwas ins Ohr. Manchmal schreit er auch: „Scheiße, wo ist der Sechser?" (womit er einen Scheinwerfer meint).

Bei der ersten Hauptprobe sind auch schon die Pressefotografen zugelassen, die sich damals meistens auf die Busenansätze vorgebeugter Darstellerinnen konzentrierten. Da hatten sie bei meiner „Edrita" nicht viel zu tun. Aber bald sollten sie aus ihrer Langeweile gerissen werden. Denn kaum hatte ich die Bühne betreten und sprach die ersten Worte: „Was ist denn hier für Lärm?", ging die Schwingtür zum Zuschauerraum auf, und die Kostümbildnerin huschte auf Zehenspitzen durch die fußfreie Reihe zum Platz des allgewaltigen Regisseurs. Sie flüsterten. Dann kam meine Strafe.

„Solange man seine Rolle so elendiglich schlecht spielt wie du, sollte man sich nicht über die Kostüme beklagen!" Er brüllte

32

sich heiser, und ich spielte nicht nur die Premiere, sondern auch noch 60 weitere Vorstellungen im erdbeerfarbenen Sack. Aber die Generation unserer Väter war nicht zimperlich, und was sagt der Wiener mit seinem herrlichen Humor: „Was an net umbringt, macht an stoak!"

Als der Sommer kam, war ich dank Prelodin und Reakterl wieder auf dem Idealgewicht von 54 Kilo. Wir lagen damals, wann immer es ging, in der Sonne. Auf die Minute genau mußte gewendet werden. Und da die natürliche Bestrahlungsquelle keine Zeituhr hatte wie heute die Solarien, nahmen wir den Wecker mit ins Bad. Ohne feste Nahrung, nur gestärkt durch einen Gespritzten vom Buffet, röstete ich vor mich hin. Und fühlte mich so schön und mächtig wie die Models im „Twen", dem damaligen Zeitgeistmagazin.

Und dann kam der Tag X. Helga, eine Friseurin des Theaters, immer ein wenig bräuner als ich, immer ein wenig schlanker, erzählte mir von ihrem todsicheren Mittel gegen den Kater nach einem Heurigenbesuch: vor dem Schlafengehen den Finger in den Mund stecken.

Irgendwann einmal vor dem Schlafengehen probierte ich es aus. Und vergaß es wieder. Denn solange der Sommer andauerte, solange ich mit großem Erfolg und appetitlichem Mindestgewicht in der Sommerkomödie einen süßen Fratzen spielte, kam ich ohne lästiges Hungergefühl aus.

Und dann folgte meine erste größere Reise ins Ausland ohne Mutti, ohne die stets mich umsorgende „Johanna". Ich reiste mit zwei Kollegen und meiner Freundin Lotte nach Griechenland. Lotte war Souffleuse am Volkstheater. Ein 28jähriges, intelligentes Wesen, witzig und charmant, aber übergewichtig und deshalb ohne Freund.

Eine Reise nach Griechenland war damals noch exotisch, und unser Reiseziel, die Insel Ägina, klang nach Sirenen, Odysseen und Labyrinthen.

Meine Mutter ließ mich wissen, daß sie sich große Sorgen um

mich machte. Sie ließ mich immer wissen, sie stellte mich nie zur Rede. Nur ihre Mundwinkel zogen sich ganz tief hinunter, und sie seufzte, bevor sie wieder ein Kopfwehpulver in den Mund rieseln ließ. Und in ihrem Gesicht konnte ich von schrecklichen Krankheiten, von Sonnenstich und medizinischer Unterversorgung lesen. Und daß ich mich in einem fremden Land mit fremder Währung ohne ihre Unterstützung niemals zurechtfinden würde, das wußten wir doch beide! Also. Beim Abschied, an der Busstation zum Flughafen, richtete sie noch einen letzten, dramatischen Appell an Lotte: „Und paß gut auf, auf mein Schatzi!"

Das Schatzi war 20 und hatte seine Prelodin im Reisegepäck. Die Kombination mit griechischem Wein in griechischer Sonne war allerdings nicht sehr glücklich. Ich bekam wieder die „Angst". Ich bekam dann in Griechenland immer die „Angst". Mit Aufputschmitteln oder ohne, mit Tranquilizern oder ohne. Mutti hatte ja schon jahrelang für den Ernstfall mit mir trainiert. Und Prelodin schaffte eine ideale Startposition.

Doch dann passierte etwas, was Mutti nicht vorausgeplant, aber gefürchtet hatte: Ich lernte den Märchenprinzen kennen. Fernab von ihrem Dunstkreis, von der elterlichen Wohnung. Es war ihr also diesmal nicht möglich, den Freund der Tochter einzuladen und ihn mit liberal-mütterlichen Engelszungen für sich zu gewinnen.

Ich begegnete dem Engländer mit der Gitarre. Es war die Zeit der Hochblüte internationaler Folklore und Liedermacher. Ein Mann, der eine Gitarre mit sich führte, war also für eine höhere Tochter aus der Provinz der personifizierte Zeitgeist. Der fremde Engländer hieß „Dai" King (Dai – walisisch für David), er war ein kleiner Mann, wie mein Vater, hatte ein Schirmkapperl aus Samt und studierte in London Archäologie. Anscheinend war mir ein Kosmopolit über den Weg gelaufen, der erste meines Lebens! Er bewegte sich nämlich auch unter den Griechen wortgewandt und sicher, Ägina war seine zweite Heimat. Mit hellem Tenor (wie mein Vater) sang er seine Lieder, und als er mir an

34

einem romantischen Strand, im Schatten einer Pinie sitzend, die ersten Griffe auf der Gitarre und griechische Liedertexte beibrachte, hätte ich meine Angst fast vergessen können. Das war einfach der unglaubliche, filmreife Gipfel der Romantik, als wir abends in der Taverne mit den Griechen beisammensaßen und Lieder von Mikis Theodorakis sangen.

Dann kam auch noch die Polizei und wollte uns verhaften! Damals herrschte in Griechenland die Diktatur, die Junta, und Theodorakis stand als „Linker" auf der schwarzen Liste. Ich hatte keine Ahnung von Links und Rechts, keine Ahnung von Politik überhaupt, aber als wir dann von der Taverne an einen kleinen, abgelegenen Strand weiterzogen, weitersangen, und die Griechen Tränen in den Augen hatten – das . . . ja, das war ein ganz wichtiges Erlebnis. Schade, daß ich dabei die meiste Zeit betrunken war – das heißt, nein, nicht schade. Wenn ich betrunken war, war die Angst nicht mehr da.

Das Kotzen schlich sich heimlich in mein Leben ein, denn am Abend wurde aufgetischt in der Taverne, und für einen Griechen, der zum Essen einlädt, ist es eine persönliche Beleidigung, wenn du den Teller nicht leer ißt. Aber tagsüber hielt ich mich tapfer und bestellte den Bauernsalat „choris lathi", ohne Öl.

Schon im Flieger nach Wien war die Angst wieder weg, und Johanna erwartete uns mit einem Wiener Schnitzel, welches ich telegrafisch bestellt hatte.

Die nächste Saison verlief ruhig, gefüllt mit schönen Rollen und einem regen Briefwechsel mit Dai. Aber nicht in ihn war ich verliebt, sondern in die Abenteuer, die er mir erschlossen hatte.

Dann kamen ein Fernsehspiel und eine neue, sensationelle Diät. Was hatte ich nicht schon alles für Diäten hinter mir. Und was würde da noch alles auf mich zukommen, im Laufe der Jahre! Herr Atkins, Herr Humplick, Herr Riegler, Herr Mayr und wie sie alle heißen, die innovativen Ernährungsreformer. Die Bananenkur, die Harte-Eier-Kur, die Nudelkur, die Sauerkrautkur, die Weintraubenkur, die Kur ohne Fett, die Kur mit Nur-Fett, die Trennkost, die Ahornsirupdiät und die Nulldiät sowieso. Und

35

immer die beiden Models vor den Augen: das absolut traurige, blasse, vermieste „Vorhermodel" und das glückliche, gesunde, vor Fröhlichkeit strahlende „Nachhermodel".

Damals war es die „Punktediät". Das Punktediätfieber hatte um sich gegriffen, und die Punktetabelle wurde eifrig kopiert und nur an Eingeweihte weitergegeben. Die Kur basierte hauptsäch- lich auf Ächtung von Kohlehydraten. Da hatte z. B. eine Semmel 15, ein Stück Zucker 20, eine Schweinsstelze hingegen nur einen Punkt. 30 Punkte täglich durfte man erreichen. Es war wie im Paradies, zumal ein doppelter Schnaps auch nur einen Punkt zählte. Nach einer Woche hatte man eine schwere Gastritis, war an der Grenze des Deliriums und wog drei Kilo mehr.

Im Oktober kam Dai für drei Tage aus London zu Besuch. Meine Mutter schärfte ihre Engelszungen. Beim Anblick des Briten blieb ihr das Halleluja jedoch im Halse stecken. Der Mann war nur 158 cm groß und trug ausgefranste Jeans! „Herzig!" sagte sie mühsam. Noch mühsamer war die Unterhaltung, denn ihre Engelszungen hatten keinen Dolmetscher.

Noch dazu begann ich jetzt Lieder mit eigenen Texten zu schrei- ben, eine Kreativität, die den von ihr vorgegebenen Rahmen sprengte.

Zu Ostern im Jahr 67 fuhr ich dann nach „swinging London". Ich war überwältigt und kehrte wieder mit Beatlesplatten, Union-Jack-Flagge und einem Hippiesakko aus gemustertem Möbelstoff. Ich trug es tapfer in den grauen Straßen von Wien und ignorierte Bemerkungen der Passanten wie: „Schau, die hat die Sitzgarnitur an!"

Dann kamen der nächste Sommer, das nächste Treffen in Grie- chenland und die Hochzeit im Kaffeehaus auf der Insel Ios. Mitt- lerweile hatte ich mich natürlich verliebt in den Engländer mit Gitarre. Und um die Romantik und die Ohnmacht meiner Mutter bis zum bitteren Ende auszukosten, ließen wir uns von einem griechischen Kaffeehausbesitzer mit Knoblauchkränzen schmücken und für Mann und Frau erklären. Auf einen Popen verzichteten wir, denn er hätte einige hundert Drachmen geko-

36

stet. Die Ehe war deshalb ungültig, meine Mutter konnte aufatmen.

Aber ich war fest entschlossen, Mr. David King nun auch auf staatlich sanktioniertem Wege zu heiraten. Die Abnabelung hatte stattgefunden, ein Leben als erwachsene Frau lag vor mir, und ich begann vor Angst zu kotzen. So richtig regelmäßig. Obwohl man in unserer Apotheke, mit Beziehungen, versteht sich, jetzt auch „Menozil" bekam, ein Aufputschmittel, welches das Hungergefühl total abtötete. Wahrscheinlich auch sonst einiges im Körper. Aber mittlerweile gab ich mich den Freßanfällen auch ohne Hungergefühl hin.

Eine Packung Menozil beinhaltete zwanzig kleine, weiße, unscheinbare Tabletten. Klein, aber oho. Zwanzig berauschende Höhenflüge. Unglücklicherweise wurden sie, wie auch Prelodin, schon bald darauf eingezogen. Ich konnte ihre Wirkung nie bis zur Neige austesten.

Mir schien es damals auch notwendig, eine eigene Wohnung zu suchen, um in Ruhe kotzen zu können, hatte doch die Putzfrau vor kurzem den alten Nachttopf gefunden, den ich als Kotzschüssel benutzt, im Kasten versteckt und dann zu entleeren vergessen hatte. Die Putzfrau erstattete meinen Eltern Rapport, die ihn mit peinlich berührtem Kopfschütteln kommentierten. Dann wurde nicht mehr darüber gesprochen.

Meine Eröffnung, das elterliche Nest verlassen zu wollen, hatte jedoch eine spektakuläre Szene zur Folge. Die ruhige, beherrschte, immer auf sanfte Töne bedachte Mutti begann laut zu schreien, zu weinen und sperrte sich im Badezimmer ein. Warum sie ausgerechnet diesen ungemütlichen Ort gewählt hatte, weiß ich bis heute nicht, gab es doch in unserer Altbauwohnung genügend Räume mit Türschlössern. Jedenfalls schwor sie dort, zwischen Waschbecken und Badewanne, sie würde sich umbringen, bliebe ich nicht mit ihr unter einem Dach. Sie brachte sich nicht um. Ich bekam meine eigene, kleine Wohnung. Ich konnte in Ruhe kotzen.

Dai wurde nach Wien geholt, und als zur Hochzeit seine Eltern

37

zu Besuch kamen, atmeten die meinen auf: ganz anständige Leute wie du und ich.

Unsere Ehe war zwar kreativ – und wenn ich alte Interviews lese „romantisch, chaotisch, urgemütlich" –, aber meine Mutter hatte sich beleidigt zurückgezogen und hatte erreicht, was sie wollte: ohne sie war ich hilflos. Die nieversiegende Geldquelle fehlte, und keiner putzte hinter mir den Dreck weg. Dai hatte keinen Job, aber wir waren doch zwei echte Bürgerkinder und versuchten mit allen Mitteln, ein trautes Heim zu schaffen.

Wir kauften uns einen Hund, und ich hatte ein neues Hobby: das Kochen. Und das Essen. Dai wußte, daß ich danach meistens aufs Klo ging, um mich mittels zweier Finger zu entleeren, aber wir redeten nicht darüber. Das hatten wir mit meiner Mutter gemeinsam: wir redeten nicht darüber. Ich schaffte mir unzählige Kochbücher an: „Internationale Küche", das war wie in der Welt herumreisen, nur ohne die Gefahr, dabei die Angst zu bekommen.

Mein Gehalt vom Volkstheater reichte nicht aus, aber wir kauften einen Fernseher auf Raten, um uns die erste Mondlandung ansehen zu können. Wir trugen unsere Wintermäntel ins renommierte Wiener Pfandleihhaus „Dorotheum", der Strom wurde wegen nicht bezahlter Rechnungen mehrmals gesperrt, und wir hatten Schulden bei allen umliegenden Feinkostgeschäften.

Manchmal in der Nacht, wenn kein Alkohol mehr im Haus war, füllten wir die leeren Flaschen in unseren Einkaufswagen auf Rädern. Dann gingen wir Meilen zum nächsten offenen Wirtshaus und tauschten den Flascheneinsatz gegen Rotwein um.

Für große Rollen im Fernsehen kam ich wegen meiner „molligen" Figur, mittlerweile wieder 62 Kilo, nicht in Frage und spielte die Dienstmädchen und Huren.

Als ich dann doch bei einer Unterhaltungssendung mit Liedern aus den zwanziger Jahren besetzt wurde, sprach die Kostümbildnerin ein Machtwort: „Dolly, du mußt eine Diät machen!"

Sie riet mir zur Hollywooddiät, oder auch Rotwein-Steak-Kur genannt: „Morgens ein Viertel Rot, mittags ein Steak in der fett-

38

freien Pfanne gebraten, dazu Salat ohne Öl, plus ein Viertel Rot, abends ein Viertel Rot." Oder auch mehr. Prelodin, Menozil und Reaktivan waren eine große Hilfe. Ich nahm ab, wurde in der Fernsehsendung in ein rosa Charlestonkleid gehüllt und sang: „Mein Papagei frißt keine harten Eier."

Es war mir wieder angenehm, den Körper zu spüren, und ich verliebte mich in einen verheirateten Mann, der sehr katholisch war.

Das nächste Chaos war vorausgeplant. Die Ehe mit Dai neigte sich ihrem Ende zu, und meine Mutter frohlockte. Sie hatte gewonnen.

Die Garderobe im Theater teilte ich damals mit Maria Urban. Sie war gegen Vierzig und hatte die Fotos ihrer beiden Kinder auf dem Schminktisch aufgebaut. Manchmal brachte sie selbstgemachten Apfelstrudel mit ins Theater. Alles an ihr war angenehm und beruhigend. Selbst im ärgsten Streß während der letzten Proben behandelte sie die Garderobinnen immer höflich und ohne scharfen Unterton. Eine seltene Tugend unter Schauspielern.

In dem gerade aufgeführten Stück spielte Maria die Ehefrau eines miesen Charakters. Sie wird von ihm seelisch zugrunde gerichtet und geht im Laufe des dritten Aktes von der Bühne, um sich zu erschießen. Der Schuß sollte zu hören sein. Erzeugt wurde er von unserem Requisiteur, einem mächtigen, bärtigen Mann, der mit einer Platzpatronenpistole in ein Faß hineinfeuerte, um den gewünschten, grausig hohlen Klang zu erzeugen. Als er bei der Premiere auf das Zeichen des Inspizienten den Abzug drückte, schoß er in der Aufregung auf seine zweite Hand, die er vergessen hatte aus dem Faß zu nehmen. Das Publikum war verwundert, denn eine schluchzende Frau hatte die Bühne mit der Ankündigung verlassen, sie werde sich umbringen, dann hörte man einen Schuß und ein in lautem Bariton gebrülltes: „Auuuuu!"

Selbst nach dieser Begebenheit, die ihr natürlich den tragischen

39

Abgang versaut hatte, blieb Maria gefaßt und kümmerte sich um die Brandwunden des unglücklichen Schützen. Sie war eine gütige Frau.

Vor kurzem hat sie mir erzählt, sie sei als junges Mädchen magersüchtig gewesen.

5. MARIA

1946. Der Krieg ist zu Ende, die Leute haben Hunger und leben von getrockneten Erbsen oder tauschen das Familiensilber am Schwarzmarkt gegen eine Schwarte Speck. Ein 15jähriges Mädchen weigert sich zu essen. Wie obszön.

Marias Mutter ist eine sehr schöne Frau und erfolgreiche Schauspielerin am Theater in Leipzig. Ihre Ehe ist geschieden. Maria ist ihr ein und alles, seit die beiden älteren Söhne im Krieg vermißt sind.

Maria ist ein sehr pflichtbewußtes, fleißiges Mädchen. Nicht einmal nach einem Bombenangriff schwänzt sie die Schule. Auch hat sie sich der Katholischen Jugend angeschlossen. Die Katholiken sind im protestantischen Leipzig eine Minderheit, und das stärkt das Zugehörigkeitsgefühl. Maria hat ihre „religiöse Phase". Als die Mutter kurz nach dem Krieg mit einem französischen Offizier flirtet, um an Lebensmittel heranzukommen, ist das für Maria ein „unwürdiges Anbiedern".

Mit 14 Jahren findet sich Maria mit einer Größe von 163 cm und 54 Kilo zu dick und beschließt abzunehmen. Zuerst einmal läßt sie das Mittagessen ausfallen. Die Mutter ist auf der Probe und hat für das Kind eine Mahlzeit vorbereitet. Maria wirft das Essen ins Klo. Schließlich hat sie auch am Abend keinen rechten Appetit mehr und sagt, sie habe tagsüber schon genügend gegessen. Sie nimmt rapide ab, und die Mutter ist in heller Aufregung.

Mit 30 Kilo wird Maria ins Krankenhaus eingeliefert, und es wird ihr eine kalorienreiche Kost verschrieben. Maria schmeißt die kalorienreichen Speisen ins Klo oder verschenkt sie an andere Patientinnen, die sich erfreut darauf stürzen. Wie gesagt, Lebensmittel sind knapp nach dem Krieg.

Jeden Abend wird Maria zum Arzt zitiert und über ihren Kalo-

41

rienverbrauch befragt. Sie gibt brav die Nahrungsmittelmenge an, die überall, nur nicht in ihrem Magen verschwunden ist, und die Ärzte stehen vor einem Rätsel. Wenn sie abgewogen wird, steckt sie die Äpfel, die sie hätte essen sollen, in die Taschen ihres Schlafrocks.

Man gibt ihr eine appetitanregende Insulinspritze, stellt einen Liter Zuckerlösung aufs Nachtkästchen und schärft ihr ein, die Zuckerlösung unbedingt zu trinken. Maria gießt mit der Zuckerlösung die Blumen und verfällt eine halbe Stunde später in Zuckungen, weil durch das Insulin ihr Zuckerspiegel einen bedenklich tiefen Stand erreicht hat.

Die Ärzte sind ratlos. Man tippt auf Drüsenstörung, eine Diagnose, die damals häufig bei Magersüchtigen herhalten mußte. Als man Maria eine Kalbsdrüse einsetzen will, nimmt die Mutter sie aus dem Spital. „Da ist nichts zu machen, lassen Sie sie sterben", sagen die Ärzte.

Eine Krankenschwester, die auf der Chirurgie arbeitet, stellt die richtige Diagnose: „Das Kind *will* einfach nicht essen!"

Sie nimmt Maria unter ihre Fittiche und rettet ihr das Leben. Aber es sind keine sanften Flügel, die sie ausbreitet. Maria wird einfach gezwungen, den Hungerstreik zu beenden. Sie bekommt Traubenzuckerinfusionen und muß ihre Mahlzeiten im Schwesternzimmer unter strenger Beobachtung einnehmen. Auch da gelingt es ihr noch, den einen oder anderen Bissen in der Serviette verschwinden zu lassen, aber ihre Hüterin ist wachsam. Maria haßt die Krankenschwester mit ihren Feldwebelmethoden, aber sie nimmt vier Kilo zu. Dann gibt sie den Kampf auf.

Drei Jahre später, mit 18, hat sie stattliche 60 Kilo, und als sie in die Schauspielschule aufgenommen wird, läßt man sie wissen, sie sei „ein bisserl zu dick". Die Magersucht ist geheilt, der ewige Kampf mit Gewicht hat begonnen.

Daß auch die Seele hätte repariert werden sollen, hatte sich noch nicht herumgesprochen.

42

6. DIE MAGERSÜCHTIGE

Diese junge Frau hat alles im Griff. Vor allem sich selbst. Sie ist magersüchtig. Wissenschaftlich gesehen leidet sie an „Anorexia nervosa". Menschlich gesehen ist es schwierig, mit ihr umzugehen, denn wenn man auf ihre Krankheit zu sprechen kommt, wird sie gereizt und verschlossen. Sie hält sich nicht für krank. Als „störrisch und verschlagen" haben noch bis in unser Jahrhundert hinein ratlose Ärzte diese Mädchen diagnostiziert. Menschlich gesehen macht sie Selbstmord auf Raten. Statistisch gesehen hat die Anorexia nervosa die höchste Sterblichkeitsrate aller psychiatrischen Krankheiten.

Die Magersüchtige kommt zumeist aus der Mittelschicht, sie hat einen überdurchschnittlichen Intelligenzquotienten, und sie hat als Kind keine Probleme gemacht. Sie ist ständig in Bewegung. Sie fährt mit dem Rad zur Schule, sie erledigt ihre Aufgaben im Stehen, und sie stellt sich nachts den Wecker, um Kniebeugen zu machen.

Sie ist sehr, sehr dünn. Aber das fällt heutzutage vorerst gar nicht auf, wo doch ätherische Geschöpfe in den Medien allgegenwärtig sind. Im Gegenteil, es törnt an, wenn sie in der Boutique nach der allerkleinsten Größe fragt und sie die Verkäuferinnen bewundernd ansehen.

Sie spricht gern vom Essen, sie bekocht ihre Freunde und hortet zu Hause Marsriegel, Mannerschnitten und sonstige Leckereien, die sie manchmal streichelt und liebevoll betrachtet. Und die sie irgendwann einmal essen wird, wenn sie ihr Idealgewicht erreicht hat. Aber das wird niemals der Fall sein.

Vorläufig fühlt sie sich großartig, so wie sie ihre Eßgewohnheiten geregelt hat, und sie geht auch im Winter ohne Mantel, denn sie ist unempfindlich gegen Kälte. Ihre Leistungen in der Schule sind überdurchschnittlich, und ihre Eltern sind stolz auf sie. Wenn da nicht dieses kleine Problem wäre.

Jetzt wird hinter ihrem Rücken schon getuschelt, obwohl sie versucht, mit weiter, schlotternder Kleidung ihren Körper zu verhüllen. Nur wenige Magersüchtige zeigen sich gern im Badeanzug. Aus Trotz gegen die Mutter, wie sie meinen. (Aber es ist eher ein verzweifelter Hilfeschrei.) Keiner findet sie jetzt noch „beneidenswert dünn".

Dort wo einmal das Bäuchlein war, ist eine Grube zwischen den beiden Hüftknochen, die hervorstehen wie zwei scharfe Klippen. Ihr Kopf sitzt riesengroß auf den ausgemergelten Schultern. Der Pulsschlag geht nur mehr ganz langsam zwischen den Gebeinen, die einmal ein Arm waren. Sie kann nicht mehr schlafen, ihre Haut ist blaß, ihre Wangen und ihr Nacken sind mit einem seltsamen, zarten Haarflaum bedeckt, und ihre Regel ist schon drei Monate ausgeblieben. Sie wiegt nur mehr 30 Kilo, und jetzt ist sie gar nicht mehr unempfindlich gegen Kälte, im Gegenteil, sie friert erbärmlich, und ihre Leistungen lassen nach.

Ihre Eltern sind sehr besorgt und versuchen es zuerst mit gutem Zureden, dann mit allerlei Drohungen. Aber wie gesagt, sie hat einen hohen Intelligenzquotienten und verwendet ihn nur zu dem einen Zweck: sich vor dem Essen zu drücken. Sie täuscht Magenschmerzen vor, sagt, sie habe schon gegessen oder läßt aufgezwungene Leckerbissen geschickt verschwinden.

Alle anderen bemerken es: Sie sieht furchterregend aus. Sie selber findet sich immer noch zu dick. Vielleicht ist sie jetzt auch bereit, zu einer Durchuntersuchung ins Krankenhaus zu gehen, denn ärgerlicherweise fehlt ihr bereits die Kraft für das selbstauferlegte Fitneßprogramm, aber sobald der Arzt von einer „Krankheit" spricht, wird sie, wie gesagt, „störrisch und verschlagen".

Es hilft aber alles nichts, sie ist krank. Körperlich und seelisch.

44

Diagnostische Kriterien

- Tritt hauptsächlich bei sehr jungen Mädchen auf
- Ungefähr 5% der an Anorexie Erkrankten sind männlichen Geschlechts
- Gewichtsverlust bis zu 25% des ursprünglichen Körpergewichts
- Ausgeprägte Angst vor einer Gewichtszunahme oder davor, dick zu werden, obgleich Untergewicht besteht
- Vorliegen von Körperschemastörungen: d. h. die Patientin findet sich auch in ausgezehrtem Zustand noch zu dick
- Starker Bewegungsdrang
- Hartnäckiger Widerstand gegen eine Behandlung

Folgeerscheinungen

- Ausbleiben der Menstruation
- Übermäßige Körperbehaarung
- Verlangsamte Herztätigkeit
- Herzrhythmusstörungen
- Nierenfunktionsstörung
- Osteoporose

Außerdem
- Selbstschädigende Handlungen (wie z. B. sich Schnitte am Körper zufügen)
- In manchen Fällen wiederholte Selbstmordversuche

Warum tut sie das?

Natürlich hat jede Magersüchtige ihren eigenen, individuellen Leidensweg, aber als roter Faden zieht sich immer wieder die Geschichte von der „heilen Familie" durch die Biographien.
Also, warum tut sie das, wo doch zu Hause alles in Ordnung ist? Es wird nicht geschrien, nicht geprügelt, man ist kultiviert, höflich und harmoniebewußt. Zur Mutter hat sie meist ein inniges Verhältnis. Bisher war sie ja auch ein ganz liebes, braves Mäd-

45

chen und jetzt, in der Pubertät, auf einmal . . . „Wie ein Blitz aus heiterem Himmel!" sagen die Eltern.

Die Eltern

Magersucht und Bulimie sind, wie jede Sucht, auf ein Zusammenspiel verschiedener Faktoren zurückzuführen: körperliche, kulturelle, gesellschaftliche. Und der entscheidende Auslöser ist sehr oft eine akute Krise – wie der Verlust einer Bezugsperson, eine Trennung oder Schwierigkeiten mit dem Partner.

Eines ist sicher: Magersucht und Bulimie sind Krankheiten, die ihren Herd in der Familie haben. Und dort schwelt das Feuer vielleicht schon seit Generationen. Aber es gibt keine Schuldzuweisungen. Auch die Eltern sind das verzweifelte Produkt ihrer Erziehung und der Anforderungen, die unsere Gesellschaft an sie stellt. Äußerungen von Wut und Aggression sind verpönt, ein ständiger Spannungszustand entsteht, und das nicht Ausgesprochene wird geschluckt.

Die Väter magersüchtiger Kinder sind in vielen Fällen darauf konzentriert, in ihrem Beruf etwas zu erreichen. Ihre Unsicherheiten verbergen sie geschickt hinter der Maske des „coolen Typen", der keine Emotionen zeigt, eine Verkleidung, die ja schon im Kindergarten den kleinen Jungen als Zwangsuniform angezogen wird. Den „häuslichen Kram" überlassen sie der Frau. Falls sie sich doch einmal aufraffen, das Klischee zu durchbrechen, wird das aber unter Umständen von der Gattin als „Besitzstörung" empfunden, und die Bemühungen werden im Keim erstickt. Möglicherweise haben diese Väter dennoch eine sehr starke Bindung zu ihrer kleinen Tochter. In manchen Fällen führt diese zu Inzest. Hier allerdings hat meine Scheu vor Schuldzuweisungen ihre Grenzen.

Und die Mutter? Die Mutter eines dreizehnjährigen, magersüchtigen Mädchens hat mir von sich erzählt:

„Ich habe in Weiß geheiratet. In der Kirche. Und ich hatte den festen Vorsatz, alles zu tun, daß diese Ehe eine glückliche würde.

46

‚Wir sind halt Frauen, da ist nichts zu machen‘, hat meine Mutter immer gesagt. ‚Unter Schmerzen sollst du deine Kinder gebären! Steht schon in der Bibel.‘ Sie war natürlich eine andere Generation und sehr konservativ, aber die Tatsache bleibt: Ich bin eine Frau, ich gebe Liebe und Zärtlichkeit, Harmonie und Geduld. Und da wird nicht viel gefragt, ob ich von diesen Qualitäten auch genügend auf Lager habe. Aber ich war sehr glücklich, als meine Kinder geboren waren. Ich habe mir vorgestellt, es würde so sein wie im Film: das überströmende Glücksgefühl, die wahre Liebe. Und dann war alles ganz anders. Ich habe mich der Rolle einer Mutter nicht gewachsen gefühlt. Es war nicht so wie im Film, wie in der ‚Pampers-Werbung‘. Die Kinder sind mir auf die Nerven gegangen. Ich habe versagt.

Aber ich habe es mir nie anmerken lassen. Besonders dem Mädchen wollte ich alles geben, was ich bei meiner Mutter vermißt hatte. Ich habe doch gewußt, *wann* sie etwas braucht. Sie ist doch eine kleine Frau, so wie ich.

Natürlich habe ich Entscheidungen für sie getroffen. Sie war doch noch ein Kind, sie konnte doch nicht wissen, was ihre Bedürfnisse waren. Vielleicht ist sie auf diese Weise nie so richtig selbständig geworden. Aber sie ist ja auch später immer zu mir gekommen und hat mich um Rat gefragt, weil sie wußte, daß mein Rat der richtige sein würde. Sie war immer so ein braves Mädchen.

Mein Mann hatte ja wenig Zeit für uns, wegen seines Berufes, aber am Wochenende haben wir alles gemeinsam unternommen. Und ich habe darauf geachtet, daß wenigstens einmal am Tag gemeinsam gegessen wird. Ich habe mir geschworen, daß die Kinder in einer geordneten Familie aufwachsen sollten. Darum habe ich meine Pflichten niemals vernachlässigt. Nicht einmal, wenn ich meine Migräne hatte.

Natürlich hat es im Laufe der Jahre auch Reibereien mit meinem Mann gegeben, und gerade da war dieses liebe, zärtliche Mädchen immer ein großer Trost für mich. ‚Mama‘, hat sie gesagt, ‚sei nicht traurig, wir zwei halten zusammen!‘

47

Mein Mann und ich haben auch darauf geachtet, daß unsere Kinder eine gute Ausbildung bekommen. Der Bub hat sich dann schon früh abgenabelt und ist seine eigenen Wege gegangen, aber das Mädchen hat mich immer sehr gebraucht.

Manchmal habe ich die ganze Familie satt, das muß ich schon sagen. Da steht mir die Wut bis zum Hals. Aber ich kann doch meine Wut nicht herausschreien.

Mein Mann und ich, wir liefern uns nie laute Wortgefechte. Und schon gar nicht vor den Kindern. Vielleicht ist da eine Spannung, ja, aber das ist ja in jeder Ehe so. Bei den Mahlzeiten jedenfalls sind wir alle sehr bemüht, keine schlechte Stimmung aufkommen zu lassen. Daß mir manchmal alles zuwider ist, das kann ich vor mir selbst gar nicht eingestehen. Dann wäre ja mein ganzes Leben als verpfuscht anzusehen. Ich lasse meine Tochter nie merken, wenn in mir Unstimmigkeiten herrschen. Sie soll es besser haben als ich damals.

Und jetzt ist sie in die Pubertät gekommen, und da ist die Katastrophe passiert. Sie hat nicht rebelliert wie andere Kinder, sie hat sich die Nägel nicht schwarz gefärbt, und sie hat sich keinen Nasenring stechen lassen. Gott sei Dank, habe ich gedacht, sie hört noch immer auf dich, du hast es goldrichtig gemacht mit der Erziehung! Und dann ist sie in den Hungerstreik getreten. Von einem Tag auf den anderen. Wie kann sie uns das antun? Wie stehen wir jetzt vor den anderen da?"

Auch für die Tochter ist es unerwartet gekommen. Sie hat eine Diät gemacht, wie so viele Mädchen in ihrem Alter, die in der frechen Jugendmode so aussehen möchten wie das Titelblattmodel, wie die Sängerin in MTV. Und dann, eines Tages, hat sich die Diät selbständig gemacht. Das Mädchen hat die Lust am Essen verloren. Dabei hat sie ein neues Hobby: das Lesen von Kochbüchern. Und am Sonntag, wenn die Mutter wirklich einmal eine Ruhe haben möchte, dann übernimmt sie das Kochen. Die Tochter bekocht die ganze Familie. Aber sie ißt keinen Bissen von dem aufwendigen Menü.

48

Als sie zwölf war, begann sich ihr Körper zu verändern. Er wurde runder, weiblicher, die Brüste wuchsen. Es geht plötzlich eine Veränderung mit ihr vor, die sie nicht steuern kann. Sie möchte erwachsen werden, eine Frau, aber ihre Mutter hat ihr das Gefühl gegeben, daß dieser Zustand gar nicht so erstrebenswert ist. Und sie ist nicht vorbereitet auf das, was mit ihr geschieht.

Es gäbe jetzt Möglichkeiten auszuprobieren, zu experimentieren, zu revoltieren, herauszufinden, wer man ist. Aber wo soll sie ausprobieren, womit experimentieren, wogegen revoltieren? Die Mutter ist doch ihre beste Freundin! Würde sie, wie andere Pubertierende, einen Machtkampf mit der Mutter austragen, sie würde sich ins eigene Fleisch schneiden: Sie selbst ist kein Selbst, sondern ein Teil der Mutter, ein Seitenarm, eine Kopie.

Und der Körper wächst ihr davon: Sie hat Angst, die Kontrolle zu verlieren. Kontrolle zu haben ist lebenswichtig, sonst würde man in einem Chaos von nicht eingestandenen Ängsten versinken. Aber der Körper, so bemerkt sie eines Tages, ist das einzige, was ihr ganz alleine gehört. Damit könnte man experimentieren. Daran kann man seine Macht demonstrieren.

Das Experiment gelingt. Sie hat sich im Griff. Sie hat die Mutter im Griff und die Familie. Die Welt dreht sich um sie.

Bald schon ekelt ihr vor ihren eigenen Schmatzgeräuschen. Es gibt nichts Schlimmeres als sich hinzugeben, sich gehenzulassen, es gibt nichts Schlimmeres als den Klumpen im Magen, das „angenehme Völlegefühl", wie andere sagen, das „satt sein wie ein gestilltes Baby".

Und dann zieht sie sich in ihr Zimmer zurück. Sie zündet Kerzen an, sie hört Kuschelrock, sie deckt ihren kleinen Tisch vor der Couch mit Omas alter Damastdecke. In einer Porzellanschüssel hat sie eine sehr kleine Portion kalorienreduziertes Müsli mit Magerjoghurt angerichtet, mit einer sehr kleinen Kiwischeibe oben drauf. Dazu gehören eine weiße Serviette und ein Eislöffel mit einem langen Stiel. Dann kommt das geliebte Ritual. Langsam taucht sie die Mulde des Löffels in das Müsli und führt so eine winzige Menge der breiigen Masse zum Mund. Doch auf

49

halbem Weg läßt sie das Breihäufchen so langsam, wie sie es herausgelöffelt hat, wieder in den Müsliteller zurückgleiten. Das wiederholt sie fünfmal, bis sie den Bissen endlich zwischen den Lippen verschwinden läßt und schluckt.

Maria Urban hat mir Tagebuchauszüge aus dem Jahr 1946 zur Verfügung gestellt. Sie geben einen Einblick in die Seele einer 15jährigen Magersüchtigen:

„3. Januar 1946
Es ist beinahe nicht möglich, aber es ist doch wahr. Ich liege in der Klinik. Bei Herrn Professor Bürger.
Es will mir noch nicht in den Kopf. Ich glaube, meine Mutter weiß nicht, was sie mir damit angetan hat, daß sie mich nun schon ein Vierteljahr von einem Arzt zum anderen schleppt, bis es nun glücklich soweit ist, daß ich im Spital liege, einen Stab von Ärzten um mich herum habe und ein interessanter Fall bin. Beneidenswert. Daß mein Ehrgeiz aber nun zufällig sich auf ganz andere Dinge richtet, ist mein persönliches Pech.
Wann, oh lieber Gott, wann werde ich denn wieder befreit sein von diesem entsetzlichen Zustand? Warum wollen denn alle in mir eine Kranke oder Verrückte, oder weiß Gott was sehen? Ich bin doch *gesund,* und das einzige, was mich krank macht, ist dieses dauernde ‚als krank angesehen werden'.
Meine Mutter beschwert sich bei mir, daß ich zu wenig Lebensfreude habe. Mein Gott, wo soll die denn herkommen?
In der Woche zwei- bis dreimal nun schon bei fünf verschiedenen Ärzten.

11. Januar 1946
Der achte Tag schon, was nützt das Auflehnen, man muß, muß, muß. Muß aushalten, wer weiß wie lange noch.
Ich habe nachts auf dem finsteren Korridor gestanden und habe geweint, geweint. Ich hab' den Kopf ganz fest in mein Bett gedrückt, um nicht aufzuschreien, ganz laut.

50

Aber alles geht seinen Gang, man hat zu kuschen und keine Ansprüche zu stellen. Und die Ansprüche wären doch nicht so groß. Frei sein, arbeiten können und froh sein. Wieder einmal von Herzen froh sein.

Heute nun die erste Spritze, momentan noch ein Gefühl, als ob ich entsetzlichen Muskelkater hätte. Auch Bestrahlungen seit heute. Lieber Gott, bitte, bitte, laß es bald vorbei sein. Ich halt' diese Luft nicht mehr aus.

Neben mir die alte Frau, die nach Baldrian riecht und nachts so furchtbar schnarcht.

Am Abend bitte ich darum, daß die Nacht recht schnell vergehen möge, am Morgen erhoffe ich dasselbe vom Tag. Und ich habe doch so einen Drang gehabt, die Zeit zu nützen.

Ich lese, lese ziemlich viel. Ich bekomme auch verhältnismäßig viel Besuch. Ich freu' mich über jeden, der kommt, aber nach einiger Zeit wünsche ich mir doch im geheimen, wieder allein zu sein. Dann kribbelt es in allen Fingerspitzen. Ob das Nervosität ist?

Ich will mich auf keinen Fall so gehenlassen. Ich will ja allen beweisen, daß ich nicht das schwache, kranke, magere Nervenkinderl bin, als das sie mich behandeln. Ich will frisch, gesund und fleißig und ruhig sein. Ich will doch sehen, ob ich nicht noch so viel Willen habe, das durchzusetzen.

Das Schönste, was ich mir jetzt vorstellen könnte, wäre eine große Reise. In die Schweiz, in die Alpen, Italien, Jugoslawien – nur fort, fort und Neues sehen und kennenlernen . . .

15. Januar 1946
Heute ist es wieder trostlos! Zwei Neue sind ins Zimmer gekommen. 62 und 40 Jahre.

Morgen kriege ich einen Schlauch in den Magen. Eineinhalb Stunden lang!

Liebe Mutti, nimm mich raus, ich verzweifle doch hier!

Ich hab' meine Mutter so lieb, so zärtlich lieb. Es tut mir so weh, wenn sie mich so oft wegen des Essens quält. Es ist so schön, wenn man den Kopf in ihren Schoß legen kann, und sie streichelt ihn dann. So ganz, ganz sacht. Da kommen einem ganz von selber die Tränen. Warum eigentlich? Vielleicht, weil in diesem Augenblick die entsetzliche Spannung nachläßt und man endlich ruhig wird. Jetzt möchte ich auch so gern meinen Kopf irgendwo vergraben, aber im ganzen Haus ist ja kein Plätzchen, wo man allein ist.

Mir ist sogar Leipzig verhaßt geworden. Ich weiß nicht warum, aber ich habe eine schreckliche Sehnsucht nach Wien, nach Papa und nach den Großeltern.

Zehn vor zwölf.

Die Minuten schleichen. Man wartet, wartet, weiß aber nicht auf was. Das schönste Geschenk, das einem werden kann, ist, wenn die Zeit recht, recht schnell vergeht. Aber es ist alles so ziellos, man weiß ja nicht, auf was man wartet.

Wenn ich irgendeine schwere, sichtbare Krankheit mit Fieber und allem Drum und Dran hätte, wäre es besser. Da wüßte ich: Wenn es besser ist, kann ich raus. Aber so . . . Ich habe mich immer wohl gefühlt, und hier merke ich nun, wie ich in dieser Krankenlandschaft immer mehr schlapp werde.

Fünf vor zwölf.

Warum vergeht die Zeit nicht?

22. Januar 1946
Ich bin endlich wieder einmal allein. Die andern beiden sind entlassen.

Ich habe vorhin schön gemütlich gegessen, habe jetzt ein Gläschen Wermuth neben mir und lese und schreibe. Ich will diese Zeit des Alleinseins recht ausnützen, wer weiß, wer morgen schon neben mir schnarcht. Komisch, ich fühle mich nie so wohl, wie wenn ich allein bin. Da hört dieses Gehetztsein auf, da ist alles so ruhig und schön.

Wie müßte es sein, Studentin zu sein und seine eigene ‚Bude‘ zu haben? So ganz allein mal auf sich selbst angewiesen. Oh, ich würde lernen, lernen, lernen!

52

Noch ein Wunschtraum schwebt mir vor. Nämlich eine Italienreise, aber auch ganz allein, damit man ganz unabgelenkt einmal schauen und horchen kann. Wird er einmal in Erfüllung gehen? Ich bin ja noch so weit davon entfernt.

Ich liege in der Klinik, und man hält mich nicht einmal für selbständig genug, nur zu essen, was mir beliebt. Man sagt mir, wie ich meine Butterbrote zu schmieren habe!

Und ich will doch schon anfangen zu gestalten, um den Grundbau zu schaffen für mein späteres Leben. Wenn man meinen Willen zu so kleinlichen Dingen versklavt, wird er sich denn dann in größeren behaupten können?

5. Februar 1946

Nach vier Wochen Klinik bin ich wieder zu Hause. Was soll ich schreiben, wie mir ist? Leer, leer, unglücklich. Es könnte so schön sein, und es ist die Hölle.

Von früh beim Guten-Morgen-Sagen bis abends zum Gute-Nacht-Kuß Vorwürfe, Drängeln zum Essen. Nervosität und dazwischen nur das entsetzliche Gefühl der Nutz- und Sinnlosigkeit.

Ich leiste im Augenblick weniger als ein Hund. Ich esse, was mir hingestellt wird, und schlafe, wenn man ,kusch' zu mir sagt. Weiß Gott, ich empfinde es schon als eine Gnade, nicht ans Bett gefesselt zu sein.

Alles, alles, was mir mein Leben zu sein schien, hat man mir weggenommen: die Pfarrjugend, die Schule, das Lernen, als Folge davon die Freundinnen. Und ich verliere langsam mein Interesse an allem, weil ich nichts ausüben kann.

Und warum nimmt man mir das alles? Weil man mich liebt. Meine Freundin Ulla wird von ihrem Hund aus Liebe gebissen, bis sie bitterlich zu weinen anfängt."

7. DIE MEMOIREN 2

Die wilden Zeiten waren gekommen. Die „sexuelle Revolution" war nun auch verspätet und etwas müde in Wien eingetroffen. Der ungezogene Literat Wolfi Bauer war uraufgeführt worden, und nun gab mir der Direktor des Volkstheaters ein besonders ungezogenes Stück zu lesen. Von einem gewissen Peter Turrini. „Morgen fangen die Proben an", sagte der Direktor, „du mußt dich schnell entscheiden, ob du es spielen willst."

Es war ein Zweipersonenstück mit einem „Er" und einer „Sie", und es hieß „Rozznjogd". „Wir haben bei der ‚Sie' gleich an dich gedacht. Den ‚Er' spielt der Franz Morak", sagte der Direktor.

Im Kaffehaus gegenüber vom Volkstheater schlug ich das Buch auf. „Rozznjogd von Peter Turrini", stand da auf der ersten Seite, und auf der zweiten: Personen des Stückes: „Er" und „Sie". Neben „Er" war mit Bleistift geschrieben „Franz Morak", und neben „Sie" stand der Name „Brigitte Swoboda" – durchgestrichen – und dann: „Kitty Speiser" mit Fragezeichen. Man hatte in der Eile vergessen, die Kolleginnen auszuradieren, die abgelehnt hatten, weil ihnen die Rolle zu „ordinär" war. Die Schmidinger würde das schon machen, zumal sie mit fast 70 Kilo „schwer" in Hauptrollen einzusetzen war.

Die „Rozznjogd" – vier Wochen später am Volkstheater uraufgeführt – wurde zur Sensation.

Während der Proben saß Peter Turrini meistens im Zuschauerraum. Er verfolgte fasziniert die Fleischwerdung seines Erstlingswerkes. Er sah ein bißchen aus wie ein italienischer Tenor und sprach kärntnerischen Dialekt.

„Bist du der Dichter von dem Stückl?" waren die ersten Worte, die ich an ihn richtete. Und nachdem er mit Ja geantwortet hatte: „Dann gemma glei auf a Achterl!"

54

Das ist meine Version. In Peters Version lautet die Antwort: „Dann kumm glei mit mir nach Haus."

Die Wahrheit wird wohl irgendwo dazwischen liegen.

Wie dem auch sei, mein bürgerliches Leben wurde mit der ersten Brise der 68er-Bewegung gelüftet. Mein Noch-Ehemann Dai hatte sich ja, trotz seiner ausgefransten Jeans und linken griechischen Lieder, als braver Bürgersohn entpuppt, und am Volkstheater war damals nur der Spielplan revolutionär. Meine aktive Teilnahme an der neuen Bewegung erschöpfte sich also in der Begeisterung für T-Shirts mit Peace-Zeichen. Und wer „dabei" sein wollte, hörte natürlich den neuen Jugendsender „Ö3". Aber dort bekam man zwar die neue Popmusik, aber keine neuen politischen Konzepte vermittelt.

Peter Turrini war der erste wirkliche „Linke" in meinem Leben. Ein Exote. Er schimpfte auf das „Establishment", wuzelte seine Joints und war auf der Insel Rhodos sogar Mitglied einer Kommune gewesen. Außerdem hatte er einen wirklichen Hippie als Mitbewohner in seiner Wohnung im dritten Bezirk! Der Hippie ernährte sich „makrobiotisch" – eine besonders rigide Form des Vegetarismus –, er spielte auf einem „Sitar", einem indischen Instrument, das mich an die alte Zither meiner Mutter erinnerte, und saß zumeist im Türkensitz auf dem Boden.

Aber nicht diese Dinge waren es, die mich an Peter Turrini faszinierten. Er war der erste, den ich von „Humanismus" sprechen hörte. Und auch der Antrieb für seine Arbeit schien ein fast schmerzhaftes Mitleid mit den Schwächeren zu sein. Es war zwar Anfang der Siebziger „in", Solidarität mit den Armen, den Ausgestoßenen, den Randgruppen zu bekunden, aber es waren wenige, die das zur Schau gestellte Mitleid wirklich empfanden.

Ich las damals gerade alle Bücher über Antisemitismus, die auf dem Markt waren. Es gab einen allgemeinen Nachholbedarf, und die Verlage bewältigten die Vergangenheit, indem sie die Marktlücke füllten. Ich war neugierig.

Die erste und einzige Konfrontation mit dem Thema hatte es für mich im Gymnasium gegeben. 1958, im Geschichtsunterricht. Wir waren bei den alten Griechen, und die Geschichtsprofessorin nahm die Punischen Kriege zum Anlaß, um über den Zweiten Weltkrieg und Hitlers menschenverachtende Theorien zu sprechen. Sie war eine couragierte Frau.

Feurig, wie ich als Zwölfjährige war, wenn ich an etwas glaubte (und was meine Eltern sagten, an das glaubte ich fest), meldete ich mich durch heftiges Aufzeigen. Irgend jemand mußte diesen Hitler verteidigen, so wie es meine Mutter ja auch immer tat. Also rief ich in die Klasse hinein: „Aber der Hitler hat immerhin keine Atombomben geworfen. Dabei hätte er eine zur Verfügung gehabt. Aber er hat gesagt: ‚Das kann ich vor der Vorsehung nicht verantworten!‘"

Die Professorin hatte sich auf solche Meldungen sichtlich vorbereitet. Immerhin mußte sie damit rechnen, daß mehrere Schülerinnen Sprößlinge eines braunen Bodens waren. Sie widerlegte klar und einleuchtend meine Behauptung, und ich war sehr beschämt. Mir kamen zum erstenmal Zweifel an der Unfehlbarkeit meiner Eltern.

Und 1971 wollte ich endlich, stellvertretend für meine Eltern, mit der Vergangenheitsbewältigung beginnen.

Mittlerweile hatte ich ja die Liebe zur internationalen Folklore entdeckt und beglückte meine Freunde mit der Gitarre und Volksliedern aus aller Welt. Griechische, englische, spanische, deutsche und auch jiddische. Jiddische Lieder sind von einer besonders zärtlichen Art. Sie befassen sich nicht mit naturverherrlichender Heimattreue oder herzzerreißend unglücklicher Liebe, sondern sie erzählen leise und humorvoll von den kleinen Dingen des Lebens – sie erzählen Geschichten aus dem Ghetto.

Aber gerade diese Lieder stießen – und ich wußte nicht, warum, bei manchen Leuten auf heftige Ablehnung. Besonders unsere Hausschneiderin, die aus dem Sudetenland stammende Frau Spazek, bekam einen säuerlichen Gesichtsausdruck, wenn ich im elterlichen Wohnzimmer „Und az der Rebbe tanzt" zum besten gab. Ja, sie packte sogar ihre Sachen zusammen und drohte

56

mit ihrem Abgang, falls ich dieses widerliche „Geseuere" nicht einstellen sollte. Die „jüdische Weltverschwörung" wäre schließlich schuld daran gewesen, daß sie als Deutsche aus der Tschechei habe flüchten müssen.

Auch mein Vater reagierte ungewöhnlich heftig, fügte aber dem Terminus „jüdische Weltverschwörung" noch das Wort „bolschewistisch" hinzu. Meine Mutter griff beruhigend ein. Die Juden hätten ja nichts dafür gekonnt, aber es sei nun einmal ihr Los, auf ewig verfolgt zu werden, weil sie doch Christus gekreuzigt hätten. Ich verstand überhaupt nichts mehr.

Und nun geschah es gerade zu jener Zeit, daß ich die ungelebte Beziehung, die mich seit meiner frühen Kindheit mit meinem Vater verband, nachzuleben entschlossen war. Und auch er hatte seine Zuneigung wieder entdeckt. Immerhin war ich nicht in der Gosse gelandet, hatte – im Gegenteil – Karriere gemacht, und er konnte stolz auf mich sein. Ich weiß nicht, ob es ihm auffiel, daß meine Kritiken in den Zeitungen Passagen enthielten, die den Kritiken aus seiner Zeit als Opernsänger ähnlich waren: „Mit zu Herzen gehender Komik . . .", „Drollige Eskapaden wechseln mit rührenden Momenten . . ."

Also wollte ich mich zum erstenmal in meinem Leben mit dem Vater auseinandersetzen. Warum hatte er was gegen die Juden? Wie war das gewesen, als man „die mit dem gelben Stern" vor seinen Augen abtransportiert hatte? Hatte „man" wirklich nichts gewußt? Warum sprach denn ausgerechnet er, als praktizierender Christ, nie von „Humanismus"?

Es war sinnlos. Er ließ sich auf keine Diskussionen ein. Er hatte keine Bücher gelesen, und wenn doch, dann ganz andere als ich. Es war, wie wenn du mit dem Kopf gegen die Wand rennst. Wie wenn man mit einem Außerirdischen spräche. Irgendwann habe ich es dann aufgegeben. Und unsere Liebe hat sich eingependelt, dort, wo sie einst begonnen hat, in einem totalen Mißverständnis.

Auch der Feminismus war bisher in meiner Welt nicht vorgekommen, aber Peter Turrini sprach von den „inneren Werten" einer Frau und nannte unseren täglichen Kampf mit den Kalorien den „Brigittekomplex". Und ich sollte doch das „Ding" ausziehen.

Das „Ding" war eine feste Gummihose, deren Beine bis zum halben Oberschenkel reichten und die durch ihre feste Bauchplatte eine schmeichelnde Silhouette im Spiegel verlieh, wenn man sich von der Seite betrachtete. Sie hatte nur den Nachteil, daß oben, über der Gürtellinie, das überflüssige Fett herausquoll und einen unschönen Reifen bildete, wenn man mit der Haltung schlampte. Wir nannten das Ding „Panzer" und trugen es in Rosa, Weiß und Beige.

Ich zog also das Ding aus, wenn ich ins Dichterbett stieg.

Für meine Mutter war Turrini im wahrsten Sinne des Wortes ein „rotes Tuch", aber sie hütete sich, etwas gegen den ordinären Poeten zu sagen. Jeder kam gelegen, der einer baldigen Ehescheidung der Tochter vom ungeliebten Schwiegersohn Dai King förderlich war.

Peter aß gerne, und wenn ich bei ihm übernachtete, gab es ein enormes Frühstück. Meistens kam ich dann nicht mehr rechtzeitig nach Hause, um alles in Ruhe herauskotzen zu können. Besonders die geräucherten Kärntner Würste, die er von seinen Besuchen im Heimatort mitbrachte, wurden zu Würsten auf meinen Hüften, deren Umfang schließlich kein Panzer mehr kaschieren konnte. Ich legte an Gewicht zu und stieg nicht mehr auf die Waage.

Natürlich waren nicht die Frühstückswürste schuld. Es war Dai, der eifersüchtig zu Hause saß, es war die Tatsache, daß Peters Frau in Kürze von einer Tournee zurückkommen würde, und es war die stete Mißbilligung meiner Mutter, die mir auf der Schulter saß und mich von dort beobachtete.

Im Volkstheater gab man das Stück „Das Konzert" von Hermann Bahr. Hermann Bahr (von Karl Kraus „der Herr aus Linz" genannt), ein Zeitgenosse Schnitzlers, macht sich in seinen Stükken über die Wiener Schickeria der Jahrhundertwende lustig.

58

Seine brillanten Dialoge gehen aber hauptsächlich auf Kosten der jüdischen Intellektuellen und vor allem auf Kosten der Frauen, die fast allesamt als oberflächliche, dumme Geschöpfe dargestellt werden. (Hermann Bahrs Stücke werden auch heute noch gerne gespielt.)

Aber ich brauchte nicht allzu große Bedenken wegen Mitwirkung bei einer reaktionären Aufführung zu haben, ich bekam nur eine kleine Rolle zu spielen. Wegen meines Gewichtes, versteht sich.

„Ich kann dich doch nicht allerweil schwarz anziehen!" jammerte die Kostümbildnerin. Die erste Anprobe in der Damenschneiderei schwänzte ich dreimal, dann konnte ich mich nicht mehr drücken. Es war eine Tortur, als man mich endlich in das durch Heftfaden und Stecknadeln zusammengehaltene, zeltartige rosa Gewand hüllte. Das Gesicht der Kostümbildnerin war ein ernstes, und die Chefschneiderin ließ ein Mieder mit Fischbein holen.

Die Aufzeichnung der Aufführung von „Das Konzert" wird auch heute noch zuweilen im ORF gezeigt. Am nächsten Tag höre ich dann die Kommentare, die man mir damals, vor fast 20 Jahren, in taktvoller Weise verschwiegen hat. Der originellste ist noch: „Du schaust aus wie eine Opernsängerin. Nur singst nicht so schön."

Es ist merkwürdig: Deine Leistung kann noch so beeindruckend sein, die Leute – und besonders die Frauen – reagieren fast ausschließlich auf den optischen Eindruck. Wohlwollend, wenn du entsprichst, sehr irritiert, wenn du die Norm durchbrichst.

Sicher gab es damals auch viele Frauen, die sich mit mir identifizierten. Mit dem „Dickerl", das trotz seiner Behinderung Karriere gemacht hatte. Immerhin war ich ein liebenswertes Dickerl. Noch immer spricht mich fast täglich jemand an: „Wie machen Sie das, daß Sie so schlank geworden sind?" ... oder „Früher warn S' aber viel stärker, was?" Man will mir etwas Nettes sagen, ohne Zweifel, aber lange Zeit haben mich diese Komplimente eher verstört als gefreut. „Schlank – oder nicht schlank

59

sein, das ist hier die Frage?!" – hat einen fast unerträglich hohen Stellenwert.

Soll ich also zehn Jahre meines Lebens, die „goldenen Jahre der Jugend", einfach streichen aus meinem Leben? Oder soll ich mich fühlen wie der berühmte Phönix aus der Asche – emporgestiegen aus den Fettpolstern in das Himmelreich der Schlanken? Nein, ein ungeheurer Trotz befällt mich. Es war schön. Es war lustig. Es war lebenswert. Der Haken war nur, daß ich dabei so unglücklich war.

Die Crème de la crème war für die Produktion „Das Konzert" von der Josefstadt ans Volkstheater hinübergeholt worden. Wirklich feine Damen und Herren der alten Schule, aus einer Generation von Schauspielern, deren ästhetisches Empfinden festen Regeln unterworfen war. Dicke Frauen waren ein Greuel. Manchmal fühlte ich mich wie ein unappetitliches Insekt. Noch dazu kultivierte ich damals meine flotten Sprüche, um den Mangel an Attraktivität auszugleichen. Ich sprach gerne über erotische Themen und nannte die Dinge beim Namen. Manche fanden das „originell", manche waren befremdet.

Einige Jahre später, als das „profil" einen Artikel über mich brachte, ist einem ungenannt gebliebenen Kollegen zu mir die Beschreibung „a guate Hur" eingefallen, während Peter Turrini mich als „lebendes Wiener Mißverständnis" bezeichnete. Das wird's wohl gewesen sein.

Anfang der siebziger Jahre entdeckten die Wiener Bürgerkinder die „freie Liebe". Es wurden Partys gefeiert. Wolfgang Bauer und Peter Turrini, die neuen bösen Buben der Literatur, wurden von ihren „Gönnern" als Hofnarren vereinnahmt. Industriellengattinnen, verarmte Adelige, Verleger und sonstige Schöngeister, die nach dem Besonderen hungerten, hielten sich die Künstler auch nach der Vorstellung als kostenlose Mitternachtseinlage. Der Alkohol floß, und es gab Marihuana.

Der „Joint" war damals „die" Modedroge. Gerade weil dessen Besitz verboten war. Und auch heute noch haftet dem „Hasch" –

60

wie die Substanz von der „Kronen Zeitung" und deshalb auch vom Volk genannt wird – der Mythos eines gefährlichen Rauschmittels an.

Ich wundere mich manchmal, wie wenig Ahnung selbst Menschen haben, die mit der Heranbildung von Jugendlichen ihr Geld verdienen. In Österreich, einem Land der Alkoholiker, hat sich noch nicht herumgesprochen, daß die Extrakte der Hanfpflanze mit wirklich gefährlichen Drogen, wie Heroin, nicht gleichzusetzen sind. Leute, die ohne Bedenken ihre Kinder zum Wirt um ein Bier schicken, wären dem Herzinfarkt nahe, fänden sie in deren Schultasche einen verdächtigen Hinweis auf das Vorhandensein von „Hasch". Wenn sie überhaupt wissen, wie Haschisch aussieht. (Es ist auf jeden Fall kein weißes Pulver wie Heroin.)

Ich als Alkoholikerin habe die Wirkung eines Joints nie als besonders spektakulär empfunden. Nicht zu vergleichen mit der unbeschreiblich erlösenden, warmen Flut, die durch deinen Körper fließt, wenn du gegen zwölf Uhr mittags – schon ein wenig zittrig – dein erstes Bier trinkst. Das nenne ich Sucht!

Damals, in den wilden Siebzigern jedenfalls, gab es für den bourgeoisen Menschen nichts Aufregenderes, als sich am Klo heimlich einen Joint zu bauen. Und dem Irrtum aufzusitzen, der Genuß dieser Droge würde in jedem Fall zu einer ausschweifenden Orgie führen. Manche warten noch heute.

Aber mitunter endeten diese Feste in einer allgemeinen sexuellen Aktivität. Und sehr oft saß dann jemand in der Ecke und weinte. Der Umgang mit der neuen Freiheit war in den auf Monogamie programmierten Köpfen nicht so einfach durchzuziehen. Lästige Altlasten wie „Eifersucht" und „Besitzdenken" drückten so manchen aufs Gemüt, obwohl man es sich natürlich nicht anmerken ließ.

Ich war nicht allzu oft dabei. Nicht aus Prüderie, sondern weil ich vorher einschlief. Die diversen Aufputschmittel hatten manchmal eine gegenteilige Wirkung. Die kleinen goldenen „Adipex" waren damals übrigens unsere Favoriten. Sie verspra-

61

chen goldene Glücksgefühle, Aktivität und Appetitlosigkeit. Bei einer Kollegin führten sie zu schweren Bewußtseinsstörungen. Mich machten sie müde, wenn ich zu hoch dosierte.

Aber einige Male nahm ich teil an den nächtlichen Festen. Unter einem Schleier von Alkohol tauchen große Altbauwohnungen wieder vor mir auf, stilvoll eingerichtet. Bei den verarmten Adeligen gab es außerdem brüchige Teppiche auf dem Parkettboden und Ahnenportraits an den Wänden. Meine Freundin Bärbel war meistens dabei.

8. BÄRBEL

Sie spielte kleine Rollen am Volkstheater, sie war sehr attraktiv, sehr weiblich, sehr intelligent und aus stinkbürgerlicher Familie. Auch Bärbel wurde hinter vorgehaltener Hand als „Hure" gehandelt. Dabei verlangte sie kein Geld, sie liebte kostenlos oder, besser gesagt, sie wurde ständig um das betrogen, was sie für ihre Liebesbereitschaft erwartete: mit Liebe entlohnt zu werden. Außerdem trieb sie die Befreiung der Frau, von der doch so viel die Rede war, entschieden zu weit. Sie führte Sprüche wie die Männer. Sie war hundsordinär. Und unter dem Einfluß von Alkohol holten Bärbel und ich endlich unsere Pubertät nach, und es machte uns großes Vergnügen, die Leute mit einer Sprache zu provozieren, die der Männlichkeit vorbehalten war. Dabei waren wir so kindisch.

Wir saßen in der Künstlerbar „Die Fledermaus" an der Theke. Der Barkeeper schüttelte seinen Shaker und machte einen zweideutigen Witz. Bärbel holte eine ihrer prächtigen Brüste unter der Bluse hervor und sagte: „Tuttel, Tuttel, schön, was?" Der Barkeeper bekam rote Flecken auf seinem Gesicht und schüttelte übermäßig lange an seinem Cocktail.

Auch die nächtlichen „Bäumchen-wechsle-dich-Partys", die von den meisten mit sportlichem Ehrgeiz betrieben wurden, betrachteten Bärbel und ich eher von der spielerischen Seite. Einmal soll ich ihr – nach ihren Aussagen, ich kann mich nicht erinnern – im Vorzimmer einer dieser Altbauwohnungen vorgeschlagen haben, das Wohnzimmer splitternackt zu betreten. „Des wird a Hetz", soll ich gesagt haben, „sei nicht feig, drinnen tun's eh schon alle rudelpudern."

Wir zogen uns also aus, öffneten die Flügeltüren und stürmten die Party . . . drinnen saßen sie am Boden, von Rauch umwölkt, völlig angezogen und waren sehr befremdet. Man war noch beim intellektuellen Teil des Abends: bei den Weltverbesserungsdiskussionen. Wir zogen uns wieder an.

Aber wenn Bärbel verliebt war, war sie absolut treu.

Kurz darauf begann sie eine trostlose Affäre mit einem verheirateten Journalisten, der dazu ein schwerer Alkoholiker war. Ihre kleine Wohnung, ein liebevolles Durcheinander von Trödlermöbeln, Zimmerpflanzen und gerahmten Familienfotos an den Wänden, putzte sie auf Hochglanz, wenn der Freund seinen Besuch bei ihr ankündigte. Und schon Stunden vor seinem Erscheinen begann sie mit der Zubereitung seiner Lieblingsspeisen. Wenn er dann, inkognito, mit Sonnenbrille und Schlapphut beim Haustor läutete, war bereits alles auf dem Tisch.

Besonders liebte er gebackene Stierhoden. Und weil der Verkauf von Stierhoden in Österreich laut Lebensmittelgesetz verboten ist, führte Bärbel des öfteren verschwörerische Gespräche mit ihrem Fleischhauer. Der schob ihr dann heimlich, unter der Theke, den gewünschten Teil des männlichen, unbeschnittenen Rindes zu.

Sie kochte leidenschaftlich gern, und sie aß leidenschaftlich gern. Aber auch sie war zu dick. Manchmal nach der Vorstellung, wenn die anderen Kollegen zu Abend aßen, bestellten Bärbel und ich eine Portion Senf mit Zwiebel, die wir dann mit dem Zeigefinger aufschleckten.

Einmal aber sah ich sie essen, wirklich essen. In Wien gibt es eine illustre Imbißstube namens „Trzesniewski", wo die angestellten Damen weiße Häubchen tragen und auf Wunsch kleine Schwarzbrotschnitten mit allerlei pikanten Aufstrichen auf einem Teller anrichten. Man ißt die Brötchen, in eine Ecke des überfüllten Lokales gedrückt, meist im Stehen, trinkt einen „Pfiff" Bier und wischt sich die leckeren Reste diskret von den Mundwinkeln in eine Papierserviette, bevor man sich wieder unter das Treiben der Innenstadt mischt.

Bärbel nahm sich zehn Papierservietten. Sie biß in ihre Brötchen, kaute und spuckte die gekauten Bissen in die Servietten.

64

Nachdem sie ihre Mahlzeit fertiggespuckt hatte, kamen wir ins Reden.

Und da tat sich für mich ein Wunder auf: Es gab noch so eine Abartige, Verrückte, ich war nicht allein mit meiner kulinarischen Marotte: Bärbel hatte denselben Tick. Nur spuckte sie halt manchmal, wenn kein Klo in der Nähe war, aber meistens ging sie kotzen. Wir lachten Tränen und wechselten zum nächsten Lokal mit einer gepflegten, wenig frequentierten Damentoilette.

Bei unseren schwulen Freunden Peter Kuderna und Heinz Puls konnten wir uns outen: Sie hatten keine Vorurteile, sie hatten selbst genug mit solchen zu kämpfen. Peter war Schauspieler, da sah man es nicht so eng, doch Heinz arbeitete in einem Reisebüro, und die Geheimhaltung seiner erotischen Neigungen war für ihn lebenswichtig. Bärbel und ich gingen abwechselnd als „Alibifrau" mit Heinz zu seinen Betriebsfesten und verschafften ihm den Ruf eines Weiberhelden – er wurde befördert.

Peter kochte gern und war berühmt für seine Schinkenfleckerl. Es ist ihm hoch anzurechnen, daß er nach dem Essen nicht nur die Musik laut aufdrehte, damit Bärbel und ich in Ruhe seine Gerichte wieder herauskotzen konnten, sondern sogar je einen „Speiblöffel" mit langem, gebogenen Stiel in der Lade für uns bereithielt.

Bei unseren Freunden konnten wir uns gehenlassen, und wir verwandelten uns von den Maulhuren, den sexbesessenen Biestern zu dem, was wir wirklich waren: steinunglückliche Mädchen, die zu viel tranken, zu viel fraßen, spuckten, kotzten und schließlich stundenlang in die Kissen der Polstergarnitur heulten.

9. DIE BULIMIKERIN

Diese junge Frau hat eine prächtige Fassade. Wie im „Potemkinschen Dorf", wo von außen alles wunderschön ist. Und dahinter findest du eine Bruchbude. Wissenschaftlich gesehen leidet sie an „Bulimie". Menschlich gesehen ist es schwierig, mit ihr umzugehen, weil sie dich nicht hineinlassen will in ihre Bruchbude. Kein Wunder, es gehört schon sehr viel Verständnis dazu, so ein Chaos mitanzusehen. Statistisch gesehen ist die Bulimikerin zwischen dick und dünn, sie kommt aus der Mittelschicht, sie hat einen überdurchschnittlichen Intelligenzquotienten, sie ist gepflegt und wirkt selbstsicher und emanzipiert. Sie ist möglicherweise sehr gesellig, möglicherweise hat sie sich schon von allen zurückgezogen und geht nur mehr zum Einkaufen auf die Straße.

Ihre Sucht ist unsichtbar. Sie hat eingerissene Mundwinkel, sie hat schon einige Diäten hinter sich, sie hat Pfefferminzbonbons in der Tasche und Antidepressiva im Kosmetiktäschchen. Vielleicht hat sie niedliche Hamsterbacken, weil ihre Drüsen geschwollen sind. Sie ißt einsam und sie ist einsam.

Diagnostische Kriterien

Die Symptombeschreibung in einschlägigen Büchern erzählt es gnadenlos:
- Eine bis x Freßattacken pro Tag, bei denen jeweils bis zu 15.000 Kalorien konsumiert und danach erbrochen werden
- Durchschnittlich mindestens zwei Freßanfälle pro Woche über einen Mindestzeitraum von drei Monaten
- Selbstherbeigeführtes Erbrechen, Einnahme von Appetitzüglern, Abführmitteln und Entwässerungstabletten oder übermä-

66

ßige körperliche Betätigung und tagelanges Fasten, oder strenge Diäten
- Das Gefühl, das Eßverhalten während der Freßanfälle nicht unter Kontrolle zu haben
- Das abnorme Eßverhalten wird meistens vor der Familie und der Umwelt strengstens geheimgehalten
- Das Körpergewicht ist unauffällig. Trotzdem häufige Gewichtsschwankungen (plus/minus zehn Kilo)
- Angst vor Gewichtszunahme
- Depression und wiederkehrende Stimmungsschwankungen
- Gefühlsmäßige Labilität
- Unzufriedenheit mit den Körperformen und ständige Beschäftigung mit dem Wunsch, dünner zu werden

Körperliche Merkmale und Folgeerscheinungen

- Kreislaufstörungen
- Ungewöhnliche Kälteempfindlichkeit
- Kopfschmerzen, Müdigkeit
- Menstruationsstörungen (bis zum völligen Ausbleiben)
- Störung im Elektrolythaushalt
- Speiseröhrenentzündung bzw. -riß
- Gastritis, Magengeschwüre bzw. -riß
- Zerstörung des Zahnschmelzes durch Magensäure
- Darmträgheit (bis zur chronischen Verstopfung)
- Haarausfall und Brüchigkeit der Fingernägel
- Herzrhythmusstörungen
- Ödeme der Haut
- Schwellung der Speicheldrüsen
- Chronische Nierenprobleme
Aber es geht noch weiter . . .

In manchen Fällen
- Kombination mit einer anderen Sucht, wie Alkohol oder Drogen
- Andere selbstschädigende Handlungen

67

Warum tut sie sich das an?

Ihre Biographie mag ähnlich sein wie die der Anorektikerin. Aber es gibt einen kleinen Unterschied: Sie hat sich ein Stückchen Auflehnung bewahrt. Sie ist sich bewußt, daß etwas nicht in Ordnung ist. Die Magersüchtige hat diese Tatsache total aus ihrem Leben verdrängt. Die Bulimikerin kann sich eingestehen, daß sie negative Gefühle für die Eltern, für die Familie empfindet.

Der Haken dabei ist: Sie kann dies nur mit großen Schuldgefühlen. Ist es nicht undankbar, ist es nicht schlecht von ihr, negative Gefühle zu haben? Wo doch die Eltern nur das Beste für sie wollen, wo doch die Mutter sie stets liebevoll umsorgt hat?

Man hat sie wissen lassen, daß negative Gefühle nicht erwünscht sind. Mehr noch, daß negative Gefühle überhaupt nicht zu existieren haben. Also hat sie sich eine Strategie zurechtgelegt: ihre positive Seite, die freundliche, fröhliche, kann sie preisgeben. Der andere Teil ihres Selbst, der wütende, bösartige, muß unter Verschluß bleiben.

Aber es kostet Mühe, diesen Teil unter Kontrolle zu halten. Sie lebt in einem ständigen Spannungszustand. Und um die Spannung zu lösen, belohnt sie sich mit all den köstlichen Speisen, die sonst so verboten sind. Da fühlt sie sich für kurze Zeit wieder so zufrieden und geborgen wie das Baby an der Mutterbrust. Bis sich das Schuldgefühl wieder meldet. Diese Befriedigung steht ihr nicht zu! Raus damit! Und nach der qualvollen Reinigung hat sie wieder einmal den Beweis: Die Welt ist in Ordnung, sie selbst ist das Schwein.

Das Schuldgefühl ist eine hartnäckige Sache. Besonders, wenn es sich irgendwann einmal, sehr früh, verankert hat. Möglicherweise, weil man viel mehr Liebe gebraucht hätte, als die Mutter geben konnte.

Möglicherweise bei einem längst verschwommenen Vorfall, wenn der Papa lieb zu einem war. Ein bißchen zu lieb. Das Kind kann nicht zugeben, daß der Vater der Schuldige sein könnte.

68

Sonst wäre es unmöglich, ihn lieb zu haben. Und die Liebe zu den Eltern ist doch der Quell seines Daseins. Also sucht das Kind die Schuld bei sich selbst. Kindesmißbrauch ist in der Biographie von Bulimikerinnen nicht selten zu finden.

Wie dem auch sei – die Bulimikerin hält nicht sehr viel von sich selbst. Das muß wettgemacht werden. Und wenn sie schon nichts wert ist, muß sie wenigstens äußerlich ein angenehmes Bild ergeben. Als Frau in dieser Gesellschaft. Das hat ihr die Mutter mitgegeben als Rat fürs Leben.

Und darum macht sie ihre erste Diät.

10. DIE MEMOIREN 3

Und dann war die Kotze wieder einmal am Dampfen. Dabei war der Erfolg da, der ganz spezielle, heißersehnte. 1973 hatte ich es nämlich geschafft. Ich stand mit Dai auf der Bühne des Mozartsaals im Konzerthaus, wir hatten zwei Gitarren, einen Kleiderständer mit Requisiten, wir hatten nicht einmal ein Mikrofon, und wir waren jedesmal ausverkauft. 780 Leute faßt der Mozartsaal.

„Gurken haben keine Tränen" hieß das von Kurt Sobotka behutsam inszenierte Programm, ein Programm mit meinen eigenen Liedern. Die Leute hörten mir zu. Die Leute nahmen mich ernst.

Die Kritiken waren unglaublich, hymnisch, überwältigend, ich mußte mir einen Terminkalender kaufen, und das Telefon läutete ununterbrochen wegen irgendwelcher Zeitungsinterviews.

Endlich die Belohnung: ein symbolischer Lorbeerkranz saß auf meinem Kopf. Der finanzielle Lohn saß hauptsächlich in den Taschen meines Managements, aber auf solche Dinge konnte ich nicht auch noch achten. Ich war dankbar, daß man mir eine Chance gegeben hatte. Alle liebten mich, weil ich alle liebte. Die unglückliche Ehe mit Dai war in eine glückliche Freundschaft übergegangen, die bis heute gehalten hat.

Meine Mutter hätte also ungetrübten Stolz empfinden können, als sie da mit meinem Vater in der Premiere war, und die Leute ihrer Tochter zujubelten. Feingemacht saßen sie in der ersten Reihe, aber mein künstlerischer Alleingang war ihnen unbehaglich. „Vom Volkstheater gehst aber nicht weg?" kommentierten sie.

Trotzdem ergriff mich jenes Glücksgefühl, das man als aufsteigender Star gefälligst zu spüren hat. Und das Gefühl war so überwältigend, daß ich es mit Alkohol und Freßanfällen betäuben mußte. Morgens, wenn ich dann nicht mehr schlafen konnte,

70

ging ich zum Feinkosthändler und kaufte ein. Ich zelebrierte ein ausgiebiges Mahl mit Semmeln, Wurst, Käse, mit Spiegeleiern, Mayonnaise, Butter, in Fett Herausgebackenem, mit Kartoffelsalat und Reisfleisch aus der Dose. Manchmal war es spannend zu sehen, wieviel doch von den Dingen in mich hineinging, bevor der Bauch eine schmerzende Kugel bildete und ich mich nur mit Mühe zum Klo schleppen konnte.

Dann betrank ich mich, um wieder einschlafen zu können, und stellte den Wecker für den nächsten anfallenden Termin. Wenn kein Termin anfiel, stellte ich den Wecker, um weiterzuessen.

Während der Freßattacken ging ich nicht zum Telefon, und kam unangemeldeter Besuch, stellte ich mich tot und ließ die Leute an der Türe läuten und läuten, bis sie es aufgaben.

Manchmal unternahm ich auch kulinarische Exkursionen. Ich begann in der Innenstadt, mit einem leckeren kalten Imbiss. Dann hetzte ich mit dem Taxi zu einem gutbürgerlichen Restaurant, wo ich ein Menü in mich hineinstopfte. Die Wartezeit durfte nicht zu lange dauern, damit nur ja nicht zuviel vom Gegessenen schon in den Verdauungstrakt gelangen konnte. Schließlich beendete ich meine Reise in der Konditorei an der Ecke und kaufte zum krönenden Abschluß einige Tortenstücke.

Einmal machte ich den heroischen Versuch, die Bulimie in den Griff zu kriegen und normal zu essen, nach dem alten Sprichwort: „Frühstücke wie ein Kaiser, iß zu Mittag wie ein König und zu Abend wie ein Bettler." Also saß ich mit Kollegen mittags bei meinem königlichen Schnitzel mit grünem Salat. Ich kaute langsam, legte zwischen den Bissen das Besteck zur Seite und war sehr stolz auf mich. Da sagte ein älterer Schauspieler namens Mario Kranz den verhängnisvollen Satz: „Na so wirst aber nix abnehmen, wennst schon zu Mittag ein Schnitzel frißt." Ich habe das Schnitzel vom Teller genommen und habe es dem Mann auf die beginnende Glatze gedrückt. Dann habe ich das Kaffeehaus verlassen. Seither vermeide ich es, in Gesellschaft ein Schnitzel zu essen.

Man ißt dann lieber allein.

71

Das unbeschreibliche Glücksgefühl hatte schon bald einer unbeschreiblichen Angst vor der jeweils nächsten Vorstellung Platz gemacht. Wenn ich dann abends auf der Bühne stand, sang ich, so laut ich konnte, um die Angst zu übertönen und um das Publikum zu zwingen, mich bitte, bitte lieb zu haben!

Wenn ich privat unter Leute ging, spielte ich meine Rolle weiter. Ich war von einer ständigen, unerträglichen und kraftraubenden Fröhlichkeit. Ich erfreute die Menschen mit meinen intimsten Geschichten, mit einem fast krankhaften Hang zum Outing. Es diente mir als Selbstverteidigung: wie der Hund, der sich auf den Rücken legt und dem stärkeren Feind seine verwundbarsten Stellen darbietet, legte ich verbal meine Schwächen bloß, damit niemand mich angreifen konnte. Diese Strategie, die an einen Instinkt des Erbarmens appelliert, funktionierte natürlich nicht. Aber sie machte mich bei Journalisten beliebt, denen ich auf diese Weise wunderbaren Stoff für reißerische Interviews lieferte. Außerdem brachte sie mir unzählige Einladungen für Partys ein, wo ich als Stimmungskanone meine letzten Reserven verpulverte.

Als es zur Fernsehaufzeichnung des Programmes „Gurken haben keine Tränen" kommen sollte, hatte es mein Körper geschafft. Ich war stockheiser. Der Halsarzt blickte in meinen Schlund und sagte zu Manager und Fernsehredakteurin, die mit zum Arzt gekommen waren, weil sie mich für hypochondrisch hielten: „Redeverbot! Stimmbandblutung. Schaut grauslich aus. Wollen Sie einen Blick in den Hals werfen und sich überzeugen?"

Die beiden lehnten dankend ab, die Fernsehaufzeichnung wurde verschoben. Und die nächsten Konzerte abgesagt.

Meine Regel kam nicht mehr regelmäßig, und der Arzt gab mir Hormontabletten. Mein damaliger Freund Wolfgang war sehr beunruhigt. Er wußte, daß ich mir in meinem ganzen Chaos auch noch ein Kind wünschte, und er hatte keine Lust, Vater zu werden, denn er machte gerade die Turnusausbildung zum Facharzt. Er zog sich zurück, er hielt es nicht mehr aus. Es war auch unmöglich, mit mir zusammenzuleben. Noch dazu war er von einer

72

chronischen Sparsamkeit und nutzte im Supermarkt jedes Sonderangebot. Besonders gern kaufte er riesige Wurstkränze mit Mengenrabatt, zerteilte sie und legte die Stücke ins Tiefkühlfach. Wenn er abends von der Arbeit heimkam, waren die verbilligten Würste verschwunden und sein Sparkonzept über den Haufen gekotzt. Er zog wieder zu seinen Eltern.

Also lebte ich allein mit meinem Schnauzerpudel Oktavian, der genauso neurotisch war wie sein Frauli. Wenn ich ihn alleine in der Wohnung ließ, schiß er ins Bett.

Aber ich war jetzt ohnehin die meiste Zeit zu Hause. Eine Art Schlafkrankheit hatte mich befallen. Ich schleppte mich zu den Proben im Volkstheater, schlief dort in der Garderobe, bis ich auf die Bühne mußte, schleppte mich in den Supermarkt, schleppte mich nach Hause, fraß und kotzte, schlief und fraß und kotzte. Den Ärzten erzählte ich nichts von meiner Kotzerei, und wie hätten sie mich auch heilen sollen, wo ich an einer Krankheit litt, die noch nicht erfunden war. Ich schob alles Unglück auf den Alkohol in Kombination mit Reaktivan, Adipex und Valium, einer Mischung, die – auch ohne Bulimie – keine gesunde war.

Es war also recht mühsam, mit mir umzugehen. Aber meine Freunde Peter Kuderna und Heinz Puls waren immer für mich da. Und natürlich die Lotte. Sie hatte mir zärtlich den Spitznamen „Uhu" gegeben.

Wir sitzen endlich wieder einmal zusammen, Peter und Heinz und ich, in deren Wohnzimmer auf der neuen Sitzgarnitur und erinnern uns an die alte, wo ich vor 25 Jahren in die Kissen geheult hatte. Die beiden Freunde sind mittlerweile so was wie ein altes Ehepaar.

Aber alt – was heißt schon alt, 1998 schreiben wir, und wir leben noch. Wir trinken Eistee und fachsimpeln über Ersatzrituale für den geläuterten Exalkoholiker. Wir loben einander wegen heldenhaften Einsatzes im Umgang mit körperlichem und seelischem Entzug.

Auch Heinz ist seit neun Jahren trocken. Und Peter, immer der

73

nüchternste von uns allen, hat aus Liebe zu seinem Freund dann auch gleich auf sein tägliches Vierterl Wein verzichtet.

Also reden wir, was halt 50jährige alte Scheißer so reden: über den Idealismus unserer Generation, über die Turnübungen am Morgen und über die alten Zeiten. Ich habe nämlich einen Schreibblock in der Hand und einen Kugelschreiber und frage: „Wie war ich damals?"

Peter und Lotte lieferten mich im Sommer 1974 im Allgemeinen Krankenhaus ab, als ich meinen zweiten Alkoholentzug hinter mich zu bringen entschlossen war.

Heinz holt frischen Eistee aus dem Kühlschrank. Selbstgemacht, mit echter Zitrone.

„Na, das war damals schon anstrengend", sagt Peter.

„Ich war grad bei der Lotte und du hast angerufen: ‚Kinder, ich komm' jetzt. Ihr müßt mich ins AKH bringen. Ich habe mit denen schon telefoniert, sie nehmen mich gleich auf. Ich bin nämlich nicht so gut drauf.' Okay, wir haben auf dich gewartet, und dann bist du gekommen. Eigentlich warst du ganz normal. Ein bißchen ruhig vielleicht. Und als die Lotte grade dabei war, uns ein Taxi zu rufen, wolltest du dir die Haare waschen. Wir haben gesagt, daß das doch eigentlich nicht notwendig ist, denn deine Haare haben sehr gepflegt ausgesehen. Aber du bist sehr bockig geworden und wolltest unbedingt ins Badezimmer. Inzwischen war das Taxi aber schon da. ‚Bei mir wäscht du dir jetzt nicht die Haare!' hat die Lotte ziemlich resolut gesagt, und wir haben dich geschnappt und haben dich ins Taxi befördert. Und dort bist du dann ausgerastet. Du kannst dem Arzt nicht unter die Augen treten mit ungewaschenen Haaren, hast du gesagt. Ziemlich heftig hast du das gesagt. Und der Taxifahrer soll umkehren, weil du ohne gewaschene Haare überhaupt nicht ins Spital gehst. ‚Wenn sich des Fräulein net bald beruhigt, schmeiß' ich Sie alle beim nächsten Friseur hinaus!' hat der Taxifahrer gesagt. Mir ist der Schweiß auf der Stirne gestanden, na ja, es war ja immerhin im Juli. Und die Lotte hat dich ganz lieb gestreichelt und hat gesagt: ‚Jetzt halt die Goschen, Uhu, dir wird nix passieren. Auch nicht

74

mit fetten Haaren!' Und dann hast du dich beruhigt, und wir haben dich abgeliefert."

Noch ein Eistee. Und eine Zigarette. Also bitte, irgendein Laster muß man sich gönnen.

„Wir waren schon ein seltsamer Haufen von Neurotikern", sagt Heinz.

„Wir waren so mit uns selbst beschäftigt, daß wir gar nicht gemerkt haben, wer die Bedürftigste von uns allen war: die Lotte."

11. LOTTE

Die Lotte ist ja schon am Anfang meiner Biographie vorgekommen. Sie teilte mit mir die exotischen Erlebnisse der ersten Griechenlandreise.

Lotte war eine stattliche Frau. Schon damals, im Jahr 67, mit ihren 28 Jahren und ihren 92 Kilo bei einer Größe von 172 cm. Sie hatte blonde Haare und blaue Augen, und man hätte sie als Schönheit bezeichnet, wäre da nicht das Übergewicht im Weg gewesen.

Während der Handelsschule schon hatte sie ihre Stimme ausbilden lassen, denn es war ihr Traum, eines Tages Opernsängerin zu werden. Aber irgendwie hatte es nicht gereicht für ein Engagement. Also landete sie als Souffleuse am Volkstheater. Sie war klug und witzig und eine der wenigen ihres Berufes, die sich von hysterischen Schauspielern nicht anbrüllen ließen; eine lebenslustige Frau und den Männern zugetan – wäre da nicht das Übergewicht im Weg gewesen.

Sie war sehr gepflegt – selbst in ihren letzten Tagen konnte man keinen Hauch überschüssigen Alkohols an ihr riechen –, sie war immer fröhlich, sie hatte sich immer unter Kontrolle. Sie war ein „klasser Kumpel". Natürlich träumte auch sie – als Tochter aus dem bürgerlichen Mittelstand – vom großen Glück einer Familiengründung. Von einem Ehemann, von Kindern. Aber sie sprach nicht darüber, vielleicht hätte man sie ausgelacht. Das Übergewicht war im Weg.

Doch eines Tages, sie war so Anfang Dreißig, erfüllte sich ihr Traum: Sie wurde vom Frl. Lieselotte Helmhardt zur angetrauten Frau des Horst Ohmann. Sie zog zu ihm in seine Eigentumswohnung mit Blick ins Grüne. Das Glück konnte beginnen. Horst Ohmann war 40, Reisender in Molkereiinventar, bisher

76

unverheiratet und unbescholten. Wir bekamen Herrn Ohmann nie zu Gesicht und wußten nur, daß Frau Ohmann Nr.1, seine Mutter, das traute Heim mit ihrem Sohn Horst und seiner Gattin Lotte teilte.

Kurz vor der Hochzeit bekam es Lotte mit der Angst zu tun und wollte das Aufgebot wieder abbestellen. Doch hätte sie das getan, wäre dies wiederum für ihre eigene Mutter, Frau Helmhardt Nr.1, ein Triumph gewesen, denn diese war strikt gegen die Ehe. Lotte wollte ihr die Genugtuung nicht gönnen und sagte „Ja" zu Herrn Ohmann. Verschämt und in aller Stille, ohne Freunde und Verwandte.

Lotte hatte zu ihrer Mutter nämlich ein eher gespanntes Verhältnis. Doch einmal in der Woche trafen sie sich im Cafe „Eiles" auf eine Jause. Der Termin wurde streng eingehalten, als Pflichtübung für liebende Mutter und Tochter. Drei Stunden lang saßen sie dann beisammen, stritten aneinander vorbei, trennten sich schließlich mit einem Kuß, stiegen beide in ein Taxi und fuhren in sehr entgegengesetzte Richtungen nach Hause.

Lottes Mutter war eine dominante, unförmige Frau, mit rotgeschminkten Lippen und etlichem Schmuck an Hals und Händen. Sie saß gerne in Kaffeehäusern und brachte die stattliche Pension ihres verstorbenen Mannes mit Kaffee und Torten durch.

Eines Tages – Lotte mußte so ungefähr zwei Monate Ehestand hinter sich gebracht haben, rief sie bei mir an und bat mich um Hilfe. Das kam so gut wie nie vor, daß Lotte jemanden um Hilfe bat, sie organisierte gewöhnlich alles allein, auch ihre Nöte und Ängste. „Der Horst", so sagte sie, „ist gerade in sein Auto gestiegen und auf Geschäftsreise gefahren. Mit seiner Mutter. Er nimmt seine Mutter immer mit, auf die Geschäftsreisen. In zwei Tagen kommen sie zurück. Bis dahin muß ich verschwunden sein. Eine neue Wohnung hab' ich schon."

Und ob ich beim heimlichen Auszug und dem Transport der persönlichen Dinge behilflich sein könnte?

Was war geschehen? Viel hat sie nicht verraten. Nur, daß sie tags zuvor stundenlang vergeblich mit dem Abendessen auf den Gat-

77

ten gewartet hatte. Und daß er dann tief in der Nacht alkoholisiert heimgekommen war und sie ihm den Topf mit seinem kalt gewordenen Lieblingsgericht, gerösteten Kartoffeln, aufgesetzt hatte. Das war's.

Unsere Räumungsaktion fand in aller Stille an einem sonnigen Frühlingstag statt und war in zwei Stunden erledigt. Ich verstaute die Schallplatten in einer Reisetasche, während Lotte ihre Kleider aus dem begehbaren Schrank räumte, von dessen Innenseite uns die Queen von England auf einem lebensgroßen Poster gütig zulächelte. Dann warf Lotte einen letzten Blick ins Grüne und verschwand aus Horst Ohmanns Leben. Von seinem Eigentum rührte sie nichts an, nur seinen Namen nahm sie mit – um nicht wieder „Helmhardt" heißen zu müssen wie ihre Mutter. Das Intermezzo wurde nicht mehr erwähnt.

Lotte machte Karriere. Sie wurde ans Burgtheater engagiert und bekam die „schweren Stücke". Monsterschinken mit Schauspielstars, Komparsengetümmel und modernen, kargen Bühnenbildern, in denen der herkömmliche Souffleurkasten in der Bühnenmitte meistens keinen Platz mehr hatte. Lotte soufflierte, trotz ihrer Fülle, aus der Kulisse, zwischen Versatzstücke gezwängt, auf eisernen Gerüsten sitzend oder aus der ersten Zuschauerreihe. Und sie soufflierte prompt und verläßlich. In der Kantine erzählte sie Anekdoten und beteiligte sich an politischen Diskussionen. Alle schätzten sie. Keiner kam auf den Gedanken, daß hinter dem wuchtigen Fettpanzer so etwas wie „Traurigkeit" verborgen hätte sein können.

Einen erotischen Versuch wagte sie noch. Ein älterer Kollege, der ein heimliches Faible für dicke Frauen hatte, machte sich an sie heran; unter dem gängigen Vorwand, ihr seine Plattensammlung zeigen zu wollen. Er wußte, daß Lotte Opernfan war und lockte sie mit einer seltenen Aufnahme von Wagners „Tristan und Isolde" in seine Wohnung. Lotte hatte ein beachtliches Durchstehvermögen, was Opernmusik anbelangte. Sie lauschte mit ungebrochener Konzentration. Nach vier Stunden und drei Flaschen Wein, als Isolde ihren „Liebestod" sang, verlor der Ver-

78

ehrer die Geduld und kam unsanft zur Sache. Er hatte keine Chance, denn Lotte war stärker als er. Unter schmetternden Wagnerklängen befreite sie sich aus seiner Umarmung, rief ein Taxi und verließ die Wohnung des Verführers.

Sie war ausgehungert nach Liebe, aber sie wollte sich nicht gebrauchen lassen. Er sollte nicht glauben, daß sie, mit dem Handicap eines fetten Leibes ausgestattet, zu allem bereit war. Sie wollte Zärtlichkeit. Man hätte diesen Wunsch als schlechten Witz pflichtschuldig belacht, hätte sie ihn geäußert. Sie war perfekt in der Rolle der Unverwundbaren.

Und so drehte sich der Kreis weiter. Sie hatte keinen Mann, sie fraß und soff, um die Sehnsucht zu stillen, sie wurde immer dikker, immer weniger Männer zeigten Interesse, sie fraß und soff, weil sie allein war. Die Liebe zur Oper wurde immer mehr der Ersatz für versäumte Liebe.

Und später, als ich dann meine selbstzerstörerische Phase schon hinter mir hatte, einen Mann, Kinder und ein Auto besaß, fuhr ich mit Lotte manchmal durch die Gegend, und wir hörten Musik.

An einem heißen Tag standen wir im Nachmittagsstau an der Kreuzung Gürtel–Mariahilferstraße. Vom Kassettenrecorder dröhnte Musik von Verdi. Aus den offenen Fenstern der anderen Autos dröhnte Popmusik von Ö3.

„Uhu", sagte Lotte zu mir, „wie viele Leute glaubst du, prozentuell gesehen, hören jetzt beim Autofahren das ‚Verdirequiem'?" Wir drehten noch lauter auf, und die anderen Stausteher blickten verärgert zu uns herüber. Wir fühlten uns wie 13jährige, die ihre Umwelt mit den Auswüchsen der neuesten Jugendkultur schokkieren. Man kann heutzutage schon wieder mit klassischer Musik provozieren. Da saß sie, die Lotte, und beim Agnus Dei rann ihr vor Freude eine Träne über die Wange. Sonst habe ich sie nie mehr weinen sehen.

Bei ihrem 50sten Geburtstag sprach sie einen Toast aus: „Auf die alte Lotte, Kinder! Jetzt ist das Leben aus. Jetzt hab' ich nichts mehr."

Sie hatte immerhin noch ihre Arbeit am Burgtheater, und sie soufflierte, wie zuvor, prompt und verläßlich. Heimlich stieg sie auf härtere Getränke um. In der Handtasche war stets ein Fläschchen Magenbitter, und wenn Lotte unterwegs war, sah man sie öfters am Klo verschwinden. Die Handtasche unter den Arm geklemmt.

In Gesellschaft lief sie manchmal noch zu Hochform auf, wie in alten Zeiten. Aber sie ging nicht mehr so gern außer Haus. Ihre Füße machten Probleme. Sie waren blau angelaufen und von wunden, offenen Stellen befallen. Und besonders im Sommer bei Hitze fiel ihr das Gehen mit den massigen, aneinanderreibenden Oberschenkeln schwer.

Wenn wir bei ihr zum Essen eingeladen waren, nahm sie sich nur mehr ganz kleine Portionen auf den Teller. Sie ging lieber in die Küche, wo die Töpfe standen, und verschlang heimlich ein paar Bissen im Vorbeigehen, wenn sie auf dem Weg zu ihrer Weinbrandflasche war. Die Weinbrandflasche stand ganz hinten, neben dem Herd. War die im Laufe des Abends geleert, ließ Lotte die inhaltslose Flasche verschwinden, entkorkte eine neue und stellte sie wieder auf den Platz hinter den Herd.

Ihre Mutter war mittlerweile gestorben. Frau Helmhardt war eines Tages in ihrer Wohnung gestürzt und hatte ihren massigen Körper nicht mehr erheben können. Erst am nächsten Tag wurde sie von Lotte gefunden, die sie zur Pflichtjause abholen wollte. Es gab einen heftigen Streit mit dem Notarzt, der Lotte „grober Vernachlässigung" bezichtigte. Die Mutter starb kurze Zeit danach im Spital an einem Gehirnschlag. Es war ihr gelungen, die Tochter noch bis über ihren Tod hinaus mit Schuldgefühlen zu quälen.

Lotte begann wunderlich zu werden. Sie verließ nur ungern das Haus. Sie schämte sich ihres Körpers. Sie schrieb lange Einkaufslisten, und Peter mußte sie einmal in der Woche mit Parfümerieartikeln und Lebensmitteln beliefern. Nur die Alkoholika ließ sie sich von verschiedenen Supermärkten abwechselnd ins Haus liefern. Das war ihr süßes Geheimnis. Manchmal abends,

80

wenn nach der Vorstellung ihre Laune gut und ihr Alkoholspiegel auf dem richtigen Level war, rief sie an und traf Verabredungen, die sie dann im letzten Moment immer absagte.

Auch ihre Opernbesuche wurden seltener. Sie war nervös und fahrig und konnte nicht mehr für längere Zeit stillsitzen. Beim Gehen mußte sie gestützt werden. Nur einmal ging sie noch in eine Aufführung ihrer Lieblingsoper. Ironischerweise „Die Frau ohne Schatten".

Sonst saß sie allein zu Hause und hörte alte Opernaufnahmen. Wenn sie dann zur Weinbrandflasche ging, fiel sie manchmal hin und erzählte uns am nächsten Tag am Telefon von ihren blauen Flecken.

Einen Arzt konsultierte sie nur, wenn es unbedingt notwendig war. Erst als ihre Magenschmerzen unerträglich geworden waren, erklärte sie sich bereit, im Spital die Magengeschwüre entfernen zu lassen. Dort wurde ihr mitgeteilt, jeder weitere Schluck Alkohol würde ihren Tod bedeuten. Lotte ließ sich ein Revers schreiben, daß sie auf eigene Verantwortung die Klinik verlassen wolle. Sie wurde nicht operiert.

Einen oder zwei heroische Versuche, auf Fruchtsaft umzusteigen, machte sie noch. Dann gab sie es auf. Sie machte ihr Testament. Und als Peter ihr den Spielplan der Staatsoper für das nächste Jahr geben wollte, sagte sie: „Den werd' ich nicht mehr brauchen."

Sie stürzte jetzt immer häufiger und mußte von einer Vorstellung, die sie bis zur Hälfte souffliert hatte, mit der Ambulanz nach Hause gebracht werden. Sie wurde für drei Monate krankgeschrieben. Die Kollegen witzelten: „Jetzt hätt' ma eh bald den Souffleurkasten vergrößern müssen!"

Dabei wirkte sie nie besoffen, sie lallte nicht, sie wankte nicht, sie hatte sich das letzte, übermenschliche bißchen Kontrolle noch erhalten.

Dann rief sie nachts wieder einmal bei Peter an: „Stell dir vor, jetzt bin ich schon wieder hingefallen. Ich bin doch wirklich eine ungeschickte Person . . . nein, es ist nichts Ernstes . . . nein, ich

81

brauche keinen Arzt . . . doch keinen Arzt wegen der paar blauen Flecken!"

Mit Mühe gelang es Peter, sie doch ins Spital zu bringen. Sie hatte gebrochene Rippen, sie hatte Gelbsucht, sie hatte nicht mehr lange zu leben.

Noch einmal ließ sie sich heimlich all die Köstlichkeiten bringen, die sie ihr Leben lang nur mit schlechtem Gewissen hatte essen dürfen: Torten, Schokolade und Eis in der Familienpakkung. Drei Tage später starb sie im Krankenhaus Lainz inmitten anderer hoffnungsloser Fälle.

„Seien Sie froh", sagten die Ärzte „daß sie sich nicht wieder derfangt hat. Das wär' kein Leben mehr gewesen, ohne Leber und ohne Hirn."

Früher einmal habe ich der Lotte ein Lied gewidmet, aber wir haben nie darüber gesprochen, sie hat sich geschämt.

Das Gebet eines dicken Mädchens

Lieber Gott, gib mir einen Mann,
Dem ich am Abend was kochen kann.
Lieber Gott, warum bin i blad,
Daß mir die Mama die Kleider naht?
Ich bin nicht „in", g'hör' zu keiner Clique
Drum bleib' ich meistens z' Haus.
Doch hab' ich einmal den Mut und geh' in a Boutique –
Lachen s' mich heimlich aus.

Lieber Gott, gib mir einen Mann,
Dem ich am Abend erzählen kann.
Lieber Gott, warum bin i schiach,
Auch wenn i g'waschen und sauber riach?
Und keiner da, der sagt: „Geh mit!
Komm in die Discothek!"
Und ich sitz' da mit der großen Schüssel voll Pommes frites
Wo ich mich drin versteck'.

82

Lieber Gott, gib mir einen Mann,
Damit ich endlich auch weinen kann.
Lieber Gott, was mach' i mit mein G'fühl,
Von dem doch keiner was haben will?
Die andern g'spürn sich und schaun sich an,
Streicheln sich mit die Händ'.
Ich sitz' daheim und schau fern und streichel mich allan,
Mach mir mein Happy-End.

12. DIE FETTSÜCHTIGE

Diese Frau kann sich nicht beherrschen. Sie ißt halt soviel gern. Sie frißt. Wissenschaftlich gesehen leidet sie an „Adipositas". „Overeater", sagt der Kosmopolit, „bissl mollig", „blad", „fette Sau", sagt der Wiener Volksmund. Menschlich gesehen ist sie ein netter Kerl, aber sie sollte doch abnehmen. Das ist ja schon ungesund, dieses Übergewicht. Statistisch gesehen ist sie eine von 10% der europäischen Bevölkerung, die an „Fettsucht" leiden. In Amerika sind es sogar mehr als 20%.

In manchen Fällen war die Fettsüchtige schon ein dickes Kind. „Hohes Geburtsgewicht erhöht die Wahrscheinlichkeit, fett zu werden", sagen die Experten. Sie sagen auch: „Die Fettzellen sind genetisch festgelegt", „durch Vererbung kann ein geringerer Energiebedarf vorliegen", „Adipositas ist eine familiäre Erkrankung. Das Risiko für ein Kind, übergewichtig zu werden, steigt proportional zur Zahl der übergewichtigen Familienmitglieder", und: „Genaue Angaben zu Adipositas liegen derzeit nicht vor, die Klassifikation befindet sich im Anfangsstadium." Auf deutsch gesagt: Man hat keine Ahnung.

Ab welchem Gewichtsüberschuß kann man von „Adipositas" sprechen? Da hat man den schon zitierten „Broca"-Index zur Hand (das Normalgewicht ist der Kilogrammwert, der sich aus Körpergröße in Zentimetern minus 100 ergibt), es gibt die höchst umstrittene „Idealgewichtstabelle" (für Männer 10%, für Frauen 15% unter dem Normalgewicht), und es gibt den von Experten verwendeten „Body Mass Index". Da wird das Rechnen schwieriger: Körpergewicht in kg dividiert durch das Quadrat der in Meter gemessenen Körpergröße. Wer keinen Taschenrechner bei der Hand hat: Nimmt man die Körpergröße in Zentimetern gleich Kilogramm minus 100 und das Gewicht übersteigt

84

ungefähr ein Viertel der Körpergröße, dann ist die Grenze zur Adipositas erreicht. Eine Frau mit der Größe von 170 cm ist also mit 70 Kilo „normalgewichtig", mit 60 Kilo „idealgewichtig" und mit 85 Kilo bereits „fettleibig". Wissenschaftlich gesehen. Auch hat man eine Möglichkeit ersonnen, anhand der Hautfaltendicke das Stadium der Übergewichtigkeit festzustellen. Eine besonders charmante Methode.

Im Gegensatz zu den Eßstörungen Bulimie und Anorexie ist auch ein erheblicher Anteil der männlichen Bevölkerung von Adipositas betroffen, und vor allem bei Kindern gibt es ein rapides Ansteigen der Fälle von Übergewicht. Als Folgeerscheinungen werden der Adipositas jedenfalls folgende Krankheiten zugeschrieben:

Folgeerscheinungen

○ Herz und Kreislauferkrankungen
○ Bluthochdruck
○ Diabetes
○ Gelenkschäden
○ Hautprobleme
○ Erhöhtes Krebsrisiko
○ Verringerte Lebenserwartung

Doch betrachtet man manche Studien genauer, treten diese Folgeerscheinungen nur bei sehr hohem Übergewicht auf.
Ein 170 große Frau mit 80 Kilo kann also ein gesundes, langes Leben führen. Aber 80 Kilo – ist das nicht schon verdächtig? Früher zählten die „Wohlbeleibten" zu den angesehenen Mitgliedern der Gesellschaft, in unserem Jahrhundert aber, mit seinen Maßeinheiten, Ernährungsgurus und Schlankheitsfaschisten, ist jedes Gramm zuviel fast zum kriminellen Delikt geworden.
Es gibt unzählige Gewichtsbezeichnungen: Normalgewicht, Gewichtsverlust, Wunschgewicht, Zielgewicht, derzeitiges Gewicht, Höchstgewicht, Tiefstgewicht, Durchschnittsgewicht,

eine „obere beziehungsweise untere Schmerzgrenze", Referenzgewicht, Gewichtstoleranzbereich, prämorbides Gewicht, Untergewicht, Übergewicht usw.

Das „Wohlfühlgewicht", auf das sich der Körper normalerweise einpendelt, geht in all der Gewichtsbesessenheit unter. Es liegt zumeist höher als die Vorgabe des allgegenwärtigen Trends, und besonders Leute ab 40 müssen sich entscheiden: Entweder man pfeift auf die Jugendkultur oder man muß mit einem ständigen Hungergefühl leben lernen.

Übersteigt das Übergewicht jedoch die allgemein akzeptierte „Toleranzgrenze", muß man sich auch auf allerlei Ausgrenzungen gefaßt machen. Dicke Menschen werden ausgelacht, bei der Einstellung am Arbeitsplatz zugunsten anderer Bewerber benachteiligt und müssen eine höhere Versicherungsprämie zahlen. Die schlanke Frau ist ein absolutes Muß als Begleitung für den erfolgreichen Geschäftsmann. Fühlt einer sich zu fülligen Frauen hingezogen, bleibt ihm das Puff oder der Sexshop. Ganze Regale sind da mit Videos gefüllt, bei denen die Dicken eine Hauptrolle spielen. Also gibt es doch einen Bedarf. Aber Leibesfülle als Statussymbol ist nun einmal out. Und deshalb wird ihr auch die Sexualität abgesprochen. Sie wird in die Pornographie abgedrängt.

Vom medizinischen Standpunkt wurde Fettleibigkeit bis vor kurzem als rein körperliche Erkrankung angesehen. Erst seit 1991 gesteht ihr die Weltgesundheitsorganisation (WHO) seelische Aspekte zu.

Psychologische Aspekte

o Übergewicht als Reaktion auf belastende Ereignisse: Trauerfälle, Unfälle, chirurgische Eingriffe, Geburt eines Kindes und emotional belastende Ereignisse können in manchen Fällen zu Gewichtszunahme führen

o Übergewicht als Ursache psychologischer Störungen: Übergewicht ergibt sich aufgrund von Empfindsamkeit gegenüber

86

Kritik an der äußeren Erscheinung und Mangel an Selbstvertrauen. Die subjektive Bewertung der Körperfigur kann übertrieben sein. Als Reaktion auf Fasten und Diäten können Angst, Unruhe, Reizbarkeit und Schwäche auftreten. In seltenen Fällen schwere „Fastendepressionen"

o Übergewicht als unerwünschte Folge einer Langzeitbehandlung mit Neuroleptika und Antidepressiva

Der Einstieg zum Übergewicht ist in vielen Fällen – wie bei Magersucht und Bulimie – eine Diät. Man fastet oder ernährt sich auf einseitiger Basis, und zuerst einmal „purzeln die Pfunde" – wie in der Frauenzeitschrift versprochen. Doch dann erinnert sich der Körper an die Mechanismen seiner Urväter. Er gibt das Warnsignal „Hungersnot ist angebrochen" und reduziert den Energieverbrauch. Die Waage bleibt hartnäckig stehen.

Beginnt man dann – Gott behüte – wieder normal zu essen, ist der Stoffwechsel noch immer in seinem verlangsamten Rhythmus, und man nimmt zu. Auch mit den Hungersignalen ist der arme Körper jetzt ein bißchen durcheinandergekommen. Er kennt sich einfach nicht mehr aus.

Es kommt zu Heißhungerattacken, die bei „Overeaters" – im Gegensatz zu Bulimikern – nicht durch Erbrechen gesühnt werden und in einem weiteren Ansteigen des Gewichtes ihren Niederschlag finden.

Also sind „Weight Watchers", „Nulldiät" (sie heißt wahrscheinlich so, weil man dafür in einem Sanatorium eine Summe mit sechs Nullen hinlegt), „Trennkost" und wie sie alle heißen – demnach alle für die Katz'? So gesehen ja.

Auch Magenoperationen und andere chirurgische Eingriffe bringen nur bedingt und in sehr schweren Fällen Erleichterung. Das Grundübel, die Seelenschmerzen, können nicht operativ verkleinert werden. Beim Therapeuten wird man herausfinden, wo die zwanghafte Lust zum Essen ihre Wurzel hat. Man wird lernen, den Körper nicht mehr als Feind zu betrachten.

Wenn nämlich die berühmte gute Fee auftauchen würde, bei der man einen Wunsch frei hat, dann würde man rufen: „Ich will dünn sein! Dünn, dünn, dünn!" Es würde blitzen und donnern, und man würde dastehen mit einem perfekt gestylten Körper. Und dann würde man langsam draufkommen, daß man sich in der neuen, wunderbaren Hülle genausowenig wohl fühlt wie in der unförmigen vorher. Man selbst ist das Problem. Und der Speckmantel war nur eine Ausrede.

„Alle Probleme wären gelöst, wenn ich abnehmen würde." Und dabei hat man sich vielleicht hinter dem Fettpanzer verschanzt, um sich den Problemen nicht stellen zu müssen.

13. BRAUCHT MAN EINE THERAPIE?

„Ich brauch' doch keine Therapie, ich bin doch nicht verrückt!"
Ein Satz, der bei uns in Österreich häufig zu hören ist. Das Land,
das Sigmund Freud hervorgebracht – und allerdings auch verjagt
– hat, steht dem Therapeuten und Psychiater noch immer skep-
tisch gegenüber. Dabei hat der Österreicher zu seinen Ärzten ein
gutes Verhältnis. Das goldene Handwerk vom menschlichen
Körper ist ein blühendes. Im Wartezimmer der Praktiker drängen
sich die kleinen und großen Wehwehchen, bei Neurologen und
Orthopäden steht man geduldig Schlange, um lindernde Spritzen
in Gesäßmuskel und Bandscheibenzwischenräume gejagt zu bekommen, und der alternative Mensch läßt sich einen Termin zur
Akupunktur geben. Das zahlt die Krankenkasse.
Lebenshilfebücher aller Arten finden reißenden Absatz, und heil-
verdächtige Dreitageseminare oder Selbstfindungskurse erfreu-
en sich regen Besuches. Das zahlt der Bedürftige aus eigener Tasche.
Dem Therapeuten aber, dem Handwerker für die menschliche
Seele, haftet noch immer der Hautgoût des Narrenturmes an.
Obwohl es den jetzt auch schon auf Krankenkasse gibt.
Nur im amerikanischen Film gehen die Leute so selbstverständ-
lich zum Psychiater wie unsereiner zum Zahnarzt. Es gibt dann
meistens eine dramatische Szene, in der der Patient plötzlich die
befreiende Erkenntnis hat: . . . damals, als ich noch ein kleiner
Knirps war . . . Rückblende, der Patient als kleiner Knirps in ei-
ner traumatischen Situation . . . das Gesicht des Patienten in
Großaufnahme, meistens weinend . . . alle Probleme gelöst . . .
Happy-End.
Dem ist natürlich nicht so. Eine gute Therapie dauert seine Zeit,
und das Unterbewußtsein muß schuften wie ein Bergarbeiter.

Aber wer braucht eine Therapie? Ist das nicht etwas für Neurotiker, für Süchtige? Sind wir nicht alle Neurotiker, sind wir nicht alle süchtig nach irgendwas, nach irgendwem? Brauchen wir folglich nicht alle einen Psychiater?

Die Generation unserer Väter und Großväter hatte da ein Patentrezept: „Früher hat's keinen Psychiater gegeben, und die Leute haben auch gelebt. Damals, im Krieg, haben wir keine Zeit gehabt für Depressionen. Ja, ja, ich sag's ja immer. Ein Krieg muß her!" Etwas überspitzt formuliert, aber Hand aufs Herz: Früher war der Mensch halt auch seelisch noch robuster. Aber selbst in unserer überzivilisierten Gesellschaft wird es doch noch ein paar Normale geben, die ohne diesen ganzen Psychokram auskommen?! So spricht die Stimme des Volkes.

Hatten die Menschen früher wirklich eine gesündere Seele? Hat es nicht immer schon Verletzliche, Ängstliche, Labile gegeben? Und haben es die Rücksichtslosen nicht immer leichter gehabt? Was nicht heißen soll, daß die richtigen Arschlöcher nicht therapiebedürftig wären. „Wissen Sie", sagt meine Therapeutin Prof. Rollett, „Sadisten sind ganz schwer zu heilen, weil sie ja alles haben, was sie brauchen. Die kriegen erst einen Leidensdruck, wenn das Opfer sich ihnen entzieht."

Aber wir gewöhnlichen Neurotiker sind ja unser eigenes Opfer. Wir toben unsere Aggressionen an uns selber aus. Mit Alkohol und anderen Drogen: Arbeit, Einkaufen, Glücksspiel, unglückliche Liebe – und Essen. Sind wir nicht alle eßgestört? Hat nicht jeder von uns schon in süßer Gier eine Riesentafel Schokolade verschlungen oder in bitterer Askese auf das Abendessen verzichtet?

Bei den Eßstörungen ist es wie beim Gläschen Alkohol: Manche kosten vom verbotenen Apfel, ohne gleich auf das Paradies verzichten zu müssen, manche kosten und lassen sich mit der Schlange ein, die den ganzen Tag nur vom Apfel redet.

90

Sucht ist ein Bündel verschiedener Faktoren

○ Genetisch bedingt
○ Störung der Persönlichkeitsentwicklung in der frühen Kindheit
○ Familiäre Situation
○ Milieueinflüsse
○ Persönliche und zwischenmenschliche Konflikte

Und die Grenze zwischen der Gewohnheit und der Abhängigkeit ist fließend. Der Fitneßsüchtige wird nicht gleich zum Therapeuten joggen, der Workaholic wird vielleicht erst merken, daß er süchtig ist, wenn seine Ehe draufgeht, dem Einkaufssüchtigen wird das Konto gesperrt. Nur wenn die Sucht lästig geworden ist oder gar gesundheitsschädlich, rafft man sich auf, davon loszukommen.

Manche schaffen es auch mit bewundernswerter Willensstärke. Meist gönnen sie sich dann eine andere kleine Abhängigkeit, als Ersatz für das gewohnte Ritual. Der Alkoholiker braucht Kaffee, der Raucher braucht Kaugummi und der Heroinsüchtige Methadon. „Suchtverschiebung" nennen die Experten diesen kleinen Selbstbetrug.

Meine Freundin Brigitte hatte z. B. unter Qualen mit dem Rauchen aufgehört. Sie klebte sich Nikotinpflaster auf den Rücken. Eines Nachts waren ihr die Nikotinpflaster ausgegangen, und sie fuhr mit einem Taxi zur nächsten diensthabenden Apotheke. Schweiß stand ihr auf der Stirn, als sie durch den kleinen Spalt im Rollbalken flüsterte: „Ich brauche Nikotinpflaster!"

„Schweres Suchtverhalten", sagte sie. „Da kann ich doch gleich wieder Zigaretten kaufen. Der Automat ist wenigstens gleich ums Eck."

Es ist nur abzuwägen, ob die Ersatzbefriedigung nicht doch das kleinere Übel ist.

Bulimie geht sehr oft mit einer anderen Sucht Hand in Hand. 30% der alkoholkranken Frauen im Genesungsheim Kalksburg sind Bulimikerinnen. Manche fangen erst so richtig mit dem Kotzen an, wenn sie den Alkoholentzug hinter sich haben, andere wieder können in nüchternem Zustand auch besser mit ihrer Bulimie umgehen.

Die Bulimikern, wie auch die Anorektikerin, wird möglicherweise mit ihrer Sucht alleine fertig. Aber es kann 20 Jahre dauern. Soll man so lange warten, oder sollte man sich nicht doch die Seele reparieren lassen?

14. THERAPIE 1972

Nostalgie befällt mich. Wie war das doch damals, bei meinem ersten Alkoholentzug? Lang ist's her. Und Bulimie war 1972 noch kein Thema. Es ging mir einfach schlecht vom Schnaps, von den Pillen und sowieso.

Mein damaliger Freund Rudi hatte es nicht leicht mit mir. Die Lebensgefährtinnen und -gefährten von Alkoholikern glauben meist, die Entfernung jeglichen Alkoholes aus dem Hause wäre der erste Schritt zur Heilung. Sie haben nicht mit dem Erfindungsgeist des Süchtigen gerechnet.

Ich hortete damals eine Batterie kleiner Bierflaschen in der Kommode, unter meinen Büstenhaltern. Außerdem kontrollierte Rudi streng den Flüssigkeitsstand in den Flaschen der Hausbar, die er mit in die Beziehung gebracht hatte, denn Martini mixen war seine Spezialität. Aber ich war listig. Als er wieder einmal für die Gäste mixte, entstand Peinlichkeit, denn der Gin war kein Gin mehr, sondern mit Gin versetztes Wasser.

Dann war da auch noch der Vorfall im Badezimmer. Neben der Badewanne gibt es ein verchromtes Türchen, welches nur aufgeschraubt wird, wenn die dahinterliegenden Rohre repariert werden. Rudi war ein geschickter Handwerker und reparierte selbst. Plötzlich stand er wie ein Racheengel mit einer Wodkaflasche vor mir, die ich irgendwann hinter dem Türchen versteckt und dort vergessen hatte.

Außerdem war er ein ausgezeichneter Koch, und es betrübte ihn, wenn er Lammnüßchen an Kräuterschaum auftischte und kurz danach das Rauschen der Spülung hören mußte.

Unsere Beziehung geriet in die Krise. Nachts stand ich auf und holte das eine oder das andere Bier aus meinem Vorrat unter den Büstenhaltern hervor, um schlafen zu können. Tagsüber weinte

93

ich und wußte nicht warum. Rudi war bisexuell, und immer öfter kam sein Exfreund Andreas zu Besuch. Aber es hätte mich genauso gestört, wenn es eine Andrea gewesen wäre. Als ich dann ins Allgemeine Krankenhaus ging, um mich einer „Schlafkur" zu unterziehen, wußten wir eigentlich beide, daß die Affäre zu Ende war.

„Schlafkur" klang herrlich entspannend, und ich würde all meine Probleme wegträumen. So dachte ich. Die erste Überraschung kam, als man mir den Einwegrasierer aus meinem Kosmetiktäschchen entfernte. Noch nie hatte mich jemand, außer meiner Mutter, so entmündigt.

Dann legte man mich in einen Saal mit vielen anderen Patientinnen und gab mir eine Spritze. Als ich so richtig herrlich eingeschlafen war, weckte man mich zum Essen. Dann weckte man mich zur Visite. Morgens weckten mich die Preßlufthämmer, denn damals wurde das Allgemeine Krankenhaus umgebaut.

Ich wurde rabiat, und die Schwestern waren nicht nett zu mir. Meiner Mutter, die mich weckte, als sie zu Besuch kam, steckte ich einen Zettel zu: „Bring mich weg, man will mich hier umbringen!"

Sie zahlte eine Bestechungssumme, und ich wurde in die zweite Klasse verlegt. Da waren wir nur zu dritt, und es ging mir besser. Auch waren der erste Entzug und die Schlafkur vorbei, und ich wurde nicht mehr aus stimmungsvollen Träumen aufgeweckt. Dafür bekam ich stimmungsaufhellende kleine Pillen, „Deanxit" genannt, und morgens ging ich zur Beschäftigungstherapie, um auf Seide zu batiken.

Außerdem freundete ich mich mit meiner Bettnachbarin an, die aus höheren Kreisen stammte und Quartalsäuferin war. Sie hatte sich der Schlafkur unterzogen, weil sie nach einer vollmondnächtlichen Tour im Bett eines Fremden aufgewacht war, der einen Cadillac vor der Tür und fünf Nutten am Strich hatte. Sie sollte die sechste sein.

Im Nachbarzimmer lag die Gattin eines bekannten Kulturkriti-

94

kers, die wegen seiner Untreue einen Selbstmordversuch verübt hatte. Er besuchte sie mit einem Strauß roter Rosen.

Von Gesprächstherapie und Psychologen schien man damals noch nicht viel zu halten. Erst nach einer Woche, kurz vor meiner Entlassung, wurde ich zum diensthabenden Psychiater zitiert, der mich mit seinen blauen Augen durchdringend anschaute und sagte: „Sie gehören zu den Leuten, die nie im Leben auch nur ein Rumzuckerl anrühren dürfen. Sie sind Alkoholikerin." Basta.

Am Tag darauf kam es noch zu einem Zwischenfall, der sich hinter meinem Rücken folgendermaßen abgespielt haben muß:

Mittwoch, 19. Dezember 1972, 15 Uhr 03:
Der Schauspieler Rudi W. will die psychiatrische Station des Allgemeinen Krankenhauses verlassen, wo er gerade seine Noch-Lebensgefährtin Dolores Sch. besucht hat. Da wird er von einem Arzt mit blauen Augen aufgehalten, der sich als „Oberarzt P." vorstellt und ihn zu einem Gespräch unter vier Augen bittet.

Der Arzt fragt Rudi W., ob er die Absicht habe, die Beziehung mit der Patientin weiterhin aufrechtzuerhalten.

Rudi W. verneint zuerst zögernd, doch unter der kundigen Befragung des Psychiaters rückt er mit der Wahrheit heraus: Er sei dem Umgang mit einer Süchtigen nicht gewachsen, und außerdem wolle er . . . nun ja . . . lieber mit seinem Freund . . . aber das könne der Herr Doktor vielleicht nicht verstehen.

Dr. P. versteht. Und er rät Rudi W. dringlichst, den nächsten Besuch bei Dolores Sch. mit einem Gespräch über eine bevorstehende Trennung zu verbinden. Man hätte so die Patientin unter ärztlicher Aufsicht und könne eine negative Reaktion medikamentös dämpfen. Rudi W. willigt ein und geht.

Donnerstag, 20. Dezember, 13 Uhr:
Oberarzt P. hat Dienstschluß. Doch er ist besorgt. Er befürchtet, Rudi W. würde in seinem Gespräch mit der Patientin nicht sehr einfühlsam sein. Er bittet seinen diensthabenden Kollegen

Dr. K., den Schauspieler Rudi W. noch einmal ins Gespräch zu ziehen – er solle der Patientin die Nachricht schonend und möglichst diplomatisch beibringen.

Donnerstag 20. Dezember 14 Uhr 13:
Der Schriftsteller Peter Turrini kommt in die Psychiatrie, um die ehemalige Geliebte und jetzige gute Freundin Dolores Sch. zu besuchen.
Er wird von einem Arzt aufgehalten.
„Sind Sie der Freund von Frau Schmidinger?"
„Ja, ich bin ein Freund."
„Aha. Könnte ich Sie vielleicht einen Moment unter vier Augen sprechen?"
Die beiden gehen in das Ärztezimmer.

Donnerstag 20. Dezember 14 Uhr 20:
Der Schauspieler Rudi W. betritt die Psychiatrie und geht mit entschlossenen Schritten in Richtung Krankenzimmer.
Inzwischen haben Dr. K. und Peter Turrini im Ärztezimmer Platz genommen.
„Sie haben also eine . . . äh . . . Beziehung mit Frau Schmidinger?"
„Ja, ich hatte . . ."
„Aha. Und wie ich von meinem Kollegen weiß, wollen Sie die Beziehung nicht fortführen?"
„Nein, natürlich nicht, von welchem Kollegen? . . ."
„Aha. Schauen Sie, die Frau Schmidinger ist in einem labilen Zustand. Also würden wir es für richtig halten, wenn Sie es ihr jetzt gleich, möglichst schonend und diplomatisch beibringen würden. Jeder weitere Tag, wo sie sich falsche Hoffnungen macht, ist ein verlorener . . ."
„Aber ich glaube, sie macht sich eh keine falschen Hoffnungen, die Geschichte ist doch längst beendet!"
„Ja für Sie, aber die Frau Schmidinger glaubt fest, daß es nach ihrem Aufenthalt hier weitergehen wird . . ."

96

„Ich kann mir nicht vorstellen, daß sie so etwas glauben könnte . . .“

„Schauen Sie, seelisch kranke Menschen klammern sich oft an
Hirngespinste. Aber mein Kollege hat mich in Kenntnis gesetzt,
daß Sie sich doch nichts sehnlicher wünschen, als frei zu sein,
um überlegen zu können, ob Sie . . . äh . . . sich nicht doch mehr
zu Männern hingezogen fühlen? Ich glaube, wir können ganz offen darüber reden . . .“

„Ich fühle mich nicht zu Männern . . . wer ist Ihr Kollege . . .?!“

„Schsch . . . ich kann Ihre Erregung verstehen, aber . . .“

Donnerstag, 20. Dezember, 14 Uhr 30:
Und während die Verwechslung noch ein Weilchen weitergeht,
macht Rudi W. mit kurzen, aber wenig diplomatischen Worten
Schluß mit der Patientin.

Ich zog mich an und wollte nach Hause, mich ansaufen und viel,
viel essen. Zwei Krankenschwestern holten mich zurück, ich
wurde überredet, mich wieder ins Bett zu legen, und ein gewis-
ser Dr. K., in weißem Mantel und etwas verwirrtem Zustand,
kam herein und gab mir eine kräftige Spritze, worauf ich einschlief.

Das mit dem Ansaufen und dem vielen Essen kam erst zwei Tage später, nachdem mich meine Mutter auf Revers nach Hause
gebracht hatte. Immerhin war Weihnachten. Vorher ging sie mit
mir zum „Billa“ einkaufen, denn alleine hätte ich diese Unmen-
gen von Flaschen und Eßwaren nicht tragen können. Dann ließ
sie mich allein.

Gestärkt durch Infusionen und durch zehn Tage Abstinenz begann ich meinen Beruf wieder auszuüben, und alle lobten mich,
weil ich vier Kilo verloren hatte und mein Gesicht weniger auf-
gedunsen war. Aber mir ging es noch immer nicht so gut. Ich
hatte das, was man „Depressionen“ nennt.

Also suchte ich einen Psychiater auf. Einen prominenten. Für
teures Geld würde man vielleicht doch lieb zu mir sein. Es blieb

97

bei einem einmaligen Besuch. Viel Sympathie spürte ich nicht beim Herrn Professor, nur sein Unbehagen, weil ich meinen Hund mit in die Ordination gebracht hatte, der auf dem chinesischen Teppich lag und furzte. Der Psychiater gab mir gute Ratschläge.

Ich versuchte es mit einer anderen Kapazität und ließ den Hund zu Hause. Dieser Herr Professor gab mir schwere Antidepressiva. Und die Ermahnung, nicht zu viel Alkohol dazu zu trinken. Schließlich muß ich, trotz Kaugummi, eine beachtliche Fahne gehabt haben. Von der Bulimie war damals natürlich nie die Rede.

Ich verließ den Psychiater, kaufte in der Apotheke die Tabletten und schluckte zu Hause die vorgeschriebene Dosis mit Rotwein. Auf dem Plattenspieler lag die Gesamtaufnahme des „Rosenkavalier". Das letzte, was ich hörte, waren die Worte der Marschallin im ersten Akt: „Die Zeit, die ist ein sonderbar' Ding . . ."

Als ich wieder aufwachte, stand ich im Lift meines Wohnhauses und wußte nicht, wie ich dort hingekommen war. Der Lift fuhr mit mir ins Erdgeschoß. Ich drückte den Knopf für den vierten Stock, stieg aus, doch meine Wohnungstür war zu. Ich hatte nichts bei mir, keinen Schlüssel, keine Handtasche, kein Geld. Am Leib hatte ich Jeans und einen dünnen Pulli, und es war Januar. Das Erlebnis der dritten Art.

In Panik rannte ich durch den siebenten Bezirk zum Wohnhaus meiner Eltern. Nicht weit, versteht sich, denn allzusehr hatte ich mich mit meiner Mietwohnung nicht von der Mutter entfernt.

Da war ich dann wieder zu Hause in der Kaiserstraße. Meine Mutter war jetzt schon etwas genervt, denn ich verschlang all ihre Lebensmittel und belegte sehr häufig das Klo. Als ich mich einmal mittels eines Löffelstiels im Rachen übergab, sagte sie in der Küche zu meinem Vater: „I kann direkt hören, wie das Geld in die Muschel hineinglöckelt." Sie saßen gerade beim Abendbrot.

Sonst schwieg man über meine seltsamen Zustände, und ich hatte das Gefühl, daß man mich nicht so ungern wieder loswerden wollte. Aber sobald ich meine eigene Wohnung in der Hermanngasse betrat, zogen mich die Fenster magnetisch an, zum Hinunterspringen. Doch ich hatte Angst davor. Und in der Kaiserstraße, bei den Eltern, gab es breite Fensterbretter.

Erst viel später habe ich erfahren, daß die Gedankenlücke zwischen der Pilleneinnahme und dem Aufwachen im Lift ein kleines „Delir" – wie der Fachmann sagt – gewesen sein mußte. Ein Zustand der Verwirrtheit, der in Bewußtlosigkeit übergehen kann. In manchen Fällen endet er mit dem Tod.

Drei Jahre später, nach dem ersten Vorgeschmack auf die damalige Psychiatrie, war es wieder soweit. Aber immerhin gehörte ich da schon zur „Szene" und hatte Prominentenbonus: Nicht zum Schmiedel, gleich zum Schmied! Ich rief den damaligen Guru der Psychiatrie, Prof. Erwin Ringel, an. „Kinderl, komm sofort auf meine Station", sagte er.

Die Station war im neugebauten AKH, es würde also keine Preßlufthämmer geben, und ich hatte ein Einbettzimmer. Peter und Lotte lieferten mich dort ab, wie erwähnt. Den Rasierer nahm man mir wieder weg. Gegenüber vom Bett gab es eine Videokamera zur Überwachung, und ich wurde durch Spritzen eingeschläfert, zum Essen geweckt und wieder eingeschläfert.

Am vierten Tag, morgens bei der Visite, erzählte ich der diensthabenden Ärztin von den seltsamen Dingen, die vor dem Fenster vor sich gingen: Die Zweige der Bäume verwandelten sich in Hände, wurden zu Klauen und winkten mir mit ihren Mittelfingern zu: „Komm heraus!"

Die Ärztin und ihr Stab hörten sich meine Geschichte an, sprachen tröstende Worte und gingen weiter zur nächsten Patientin. Ich las, um mich von den winkenden Ästen abzulenken. Das Buch war zufälligerweise Simmels „Bis zur bitteren Neige". Es ist die Biografie eines Säufers, und ich war gerade beim Kapitel, in dem er in einem Schlafwagenabteil ins Delirium kippt. Da hörte ich die Stimmen eines befreundeten Ehepaares vor der Tür. Die konnten mich nicht leiden, warum kamen die mich besuchen? Sie sprachen über mich, draußen vor der Tür, abfällig natürlich. Wenn sie hereinkommen, werden sie ganz freundlich tun. Ich schaue hinauf zu der Kamera. Da beobachten sie mich. Doch nein, das ist keine Kamera, das ist ein Rattenkopf. Ein freundlicher, spitzer Rattenkopf. Dann sitzt die Ratte am Boden, neben dem Bett ...

Als ich aufwachte, hatte ich kleine Platten auf dem Kopf, die an Schnüren hingen. Ich saß beim EEG. Ob denn auch alles mit meinem Hirn in Ordnung sei. Dann wurde ich wieder ins Bett gebracht. „Das war ein ‚Entzugsdelir‘. Typisch am vierten Tag der Abstinenz“, sagte mir der Arzt am nächsten Tag. „Daran kann man sterben. Sie wissen, daß Sie nie wieder einen Tropfen trinken dürfen?!“

Mein Hintern tat mir weh. Er erklärte mir auch, warum. So ein Entzugsdelir geht manchmal in einen epileptischen Anfall über. Ich war hinausgelaufen zu den Schwestern und hatte wirres Zeug gestammelt. Dann hatte sich mein Körper in Zuckungen verkrampft, ich war auf den Boden gefallen, und man hatte mir eine Spritze gegeben. Ins Gesäß.

Aber von so einem Entzugsdelir erholt man sich schnell, wenn man es überlebt. Also bekam ich den Stimmungsaufheller, „Anxiolit“, und bastelte vormittags in der Beschäftigungstherapie einen Teddybären. Nachmittags saß ich im Gemeinschaftsraum mit anderen Frauen, die meist unter Depressionen litten und über durch Medikamente verursachte Blähungen klagten.

Als ich die Klinik verließ, teilte man mir einen Psychiater zu. Ich besuchte ihn zweimal in seiner Praxis in Döbling, die zugleich auch die Wohnung war. Auf dem Klopfbalkon standen leere Doppelliterflaschen.

„Warum dürfen Sie Wein trinken und ich nicht?“ fragte ich.

„Weil ich kein Alkoholiker bin.“

Ich ging nicht wieder hin.

Immerhin hat so ein Entzugsdelir eine heilsame Wirkung. Ich trank ein Jahr lang keinen Tropfen.

100

15. THERAPIE 1989

1988 hatte sich viel geändert. Die Bulimie hatte einen Namen bekommen, obwohl man nur im geheimen über sie sprach, der Alkoholentzug wurde weniger brutal, mit sanften Medikamenten durchgeführt, und ich wollte zum erstenmal wirklich mit dem Zeug aufhören.

Glücklicherweise fiel ich dabei in die sanften Hände von Primaria Susanne Lendtner, die mir mit einer Gesprächstherapie und viel Geduld endgültig klarmachte, daß Räusche auf die Dauer nicht berauschend sind. Ihr verdanke ich ein neues Leben. Und sie hätte Schwerarbeiterzulage bekommen sollen.

Meine Kindheit wurde in Angriff genommen. Und meine Mutter. Und damit ein übermächtiges, nagendes Schuldgefühl.

„Es ist sehr schwer darüber zu reden, Frau Primaria. Es tut sehr weh. Meine Mutter ist vor drei Jahren gestorben. Herzmuskelentzündung. Myokarditis. Da war nichts zu machen.

Meine Mutter hat sich immer für mich aufgeopfert. Sie war immer für mich da, hat mir immer Geld gegeben, ihr letztes Geld . . . Zärtlichkeit gegeben? . . . So richtig in den Arm genommen hat sie mich eigentlich nie . . . gestreichelt vielleicht, über die Wange gestreichelt . . . ich kann mich nicht erinnern. Ich kann mich an so wenig erinnern, eigentlich.

Aber sie war ein aufopfernder Mensch, alle haben sie geliebt, die Johanna. Meine Freunde, ihre Schüler in der Handelsschule. Nur mein zweiter Mann hat sie nicht leiden können. Sie wollte ihm immer ihre Liebe aufdrängen, ihm auch über die Wange streicheln. Das hat er gehaßt.

Aber die Kinder haben wir ihr angehängt, wann immer es ging. Sie hat nie nein gesagt, sie hat immer nur geseufzt. Besonders, wie es ihr dann schon schlecht gegangen ist.

101

Wie soll man wissen, daß es jemandem jetzt wirklich schlecht geht, der ohnehin sein ganzes Leben lang nur geseufzt hat?

Jeden Sonntag hat sie für uns gekocht. Schnitzel oder gefülltes Henderl, oder Schweinsbraten. Mit Salat – Bummerlsalat mit Zwiebel. Den habe ich geliebt, obwohl sie ihn immer in Wasser ertränkt hat. Beim Tischabräumen hat sie sich nie helfen lassen, sie hat immer gesagt: ‚Bleibt's sitzen, ich will keine Völkerwanderung!' Und schließlich hat niemand mehr überhaupt nur Anstalten gemacht, ihr zu helfen. Mein Vater ohnehin nicht.

Meinen Hund habe ich ihr auch aufgehalst, tagelang, wochenlang. ‚Aufgehalst' ist ein lustiges Wort, in dem Zusammenhang. Nein, sie hat ihn nicht getragen, wie einen Pelz, dazu war er zu groß, der ‚Oktavian'. Es war eher er, der mit ihr gemacht hat, was er wollte. Er hat sie um den Häuserblock gezogen, beim Gassigehen, wie ein Wilder. Dafür hat sie ihn gemästet. Wenn er einmal eine Woche bei ihr war, hat er dann immer ausgesehen wie eine schwarze Knackwurst.

Sie hat zum Schluß nur mehr wenig essen können. In kleine Bissen hat sie ihr Schinkenbrot geschnitten und es fast widerwillig in den Mund geschoben. So dünn ist sie geworden. Wenn ich denke, was für eine stattliche Frau sie einmal gewesen ist, bevor sie mit den Appetitzüglern angefangen hat.

Und geseufzt hat sie. Auch wie sie dann ins Spital gekommen ist, wegen ihres Herzens. Und die Schwestern dort haben gesagt: ‚Es wird schon wieder!'

Alle haben gesagt: ‚Es wird schon wieder!', nur unser Hausarzt, der hat mit der Wahrheit nicht hinterm Berg gehalten. ‚Ein halbes Jahr gebe ich ihr noch, im Vertrauen!' hat er leise zu mir gesagt.

Das Privatzimmer, dort im Spital, hat sie von ihrer Pension bezahlt. Mein Vater hat das nicht wissen dürfen, das wäre ‚hinausgeschmissenes' Geld gewesen. In einem Saal mit zehn anderen, was ist da schon dabei?

Und einmal, wie ich sie besucht habe, hat sie mir noch ihr Spar-

102

buch gegeben, mit den letzten 20.000 Schilling drauf. Weil ich mir Klamotten kaufen wollte. Ich habe sie ausgeplündert.

Und eigentlich ist sie ja überhaupt durch meine Schuld gestorben. Ja, durch meine Schuld. Wegen der übergangenen Lungenentzündung.

Es war im Winter, und sie hat Fieber gehabt. Aber sie mußte ja mit dem Hund Gassi gehen. Also hat sie wieder einmal eines ihrer Aufputschmittel genommen, dann hat ihr nichts mehr weh getan, und sie ist mit ihm ums Haus. Natürlich ist sie dann auch gleich mit der Nachbarin ins Gasthaus ‚Zum silbernen Kanderl‘ auf ein Glaserl gegangen, die Johanna, ein bißchen Spaß hat sie ja auch gebraucht. Mit meinem Vater hat sie ja fast kein Wort mehr gesprochen.

‚Wir gehen halt getrennte Wege.‘ Sie haben sich eher nonverbal verständigt. Früher, wie sie noch in der Handelsschule unterrichtet hat, ist sie morgens aus dem Haus gegangen und erst am Abend wiedergekommen. Kaum war sie weg, hat mein Vater in der ganzen Wohnung die Heizkörper abgedreht. Am Abend, wenn sie gekommen ist, war mein Vater noch irgendwo unterwegs, und sie hat die ganzen Heizkörper wieder aufgedreht. Das war die Kommunikation meiner Eltern.

Aber durch die übergangene Lungenentzündung hat sie sich eben die Herzmuskelentzündung geholt. Mit meinem Hund.

Sie wollte zu Hause sterben. Zum Schluß hat mein Vater sie aufopfernd gepflegt. Wahrscheinlich auch nonverbal.

Und ich bin dann auch noch mit meiner Familie nach Griechenland gefahren. Ich habe sie alleine gelassen. Wie ich nach zwei Wochen zurückgekommen bin, konnte sie schon nicht mehr aufstehen.

Ich habe mich auch überwinden müssen, sie zu besuchen. ‚Muß ich sterben?‘ hat sie gefragt, das hat mir so weh getan, daß es kaum auszuhalten war.

‚Positiv denken, Johanna‘, hat die Nachbarin gesagt, und die Johanna hat geantwortet: ‚Positiv denken, ihr habt an Humor!‘

Und ihre Haarwurzeln waren schon ganz weiß, wo sie doch immer so bedacht darauf war, die Haare rechtzeitig nachzufärben. Und auf dem Kinn sind ihr die Altfrauenhaare gewachsen.

Es war nicht richtig, daß ich davongelaufen bin, daß ich gesagt habe, ich muß zur Probe.

Und mein Vater und die Nachbarin sind abwechselnd in der Nacht an ihr Bett gekommen, wenn sie mit dem Stock gegen die Wand geklopft hat. Zum Schluß hat sie oft geklopft. Bis die beiden dann gesagt haben, sie schaffen es nicht mehr, sie muß ja doch im Spital sterben. Da habe ich das gecheckt. Da habe ich durch Protektion einen Platz für sie gekriegt, in Lainz. Aber weil die Herzstation überbelegt war, haben sie sie auf die Lungenstation gelegt. Der Arzt dort war sehr ungehalten über den unrechtmäßigen Besuch.

Aber jemand hat sie dann doch in ein Zimmer geschoben, wo ein freies Bett war. Dabei ist er unsanft am Türrahmen angestoßen, und meine Mutter hat gestöhnt vor Schmerz, dann hat sie die Augen aufgemacht und hat mich gesehen und gesagt: ,Mein Schatzi.'

Zwei Tage lang habe ich mich dann wieder darum gedrückt, sie zu besuchen. Mein Vater hat gesagt, sie liegt im Koma. Aber vielleicht kann man da auch noch die Nähe spüren. Und wie ich mich endlich aufraffen wollte, sie zu besuchen, an einem Freitagmittag, da ist mein Mann vom Büro heimgekommen. Die Kinder waren noch im Hort, und wir sind ganz schnell ins Bett gegangen. Zur ehelichen Übung. Wie ich mich dann angezogen habe, um ins Spital zu fahren, hat die Oberschwester angerufen: ,Ihre Mutter ist vor einer halben Stunde verstorben. Mein Beileid.'

Sie ist gestorben, während ich im Bett eine Nummer gemacht habe. Natürlich fühle ich mich schuldig, Frau Primar! Ich habe nicht das passende Gefühl finden können, zur rechten Zeit. Ich habe nicht einmal meine kleine Tochter trösten können. Sie hat sich bei meiner Freundin vom Nachbarhaus ausgeweint.

Ich habe sie doch geliebt, meine Mutter, ich liebe meine Tochter, warum bin ich nicht fähig, mich wie eine anständige Tochter, wie eine anständige Mutter zu benehmen?"

104

Es war ein heißer Julitag, als ich die Sachen meiner Mutter aus dem Spital geholt habe. Ihr Nachthemd, den Schlafrock, die Pantoffeln, das Kosmetiktäschchen. Und da hatte sie noch ihre kleinen gelben Aufputschmittel drin, ihre Reaktivan. Sogar zum Sterben hat sie sie mitgenommen. Aber warum auch nicht?

Und wie ich mit dem Auto mittags vor unserer Wohnhausanlage vorgefahren bin, da hat es plötzlich gepfiffen aus dem Kosmetiktäschchen. Ihr Hörapparat hat zu pfeifen angefangen. Sie hat sich in Erinnerung gebracht. Wozu, ich habe sie ohnehin nicht vergessen können.

Dann mußte ich die Behördenwege erledigen. Das Begräbnis bestellen. Der Beamte legte mir eine Mappe mit Abbildungen verschiedener Särge vor, und ich mußte den passenden aussuchen. Draußen im Warteraum fiel mir dann eine schluchzende Frau in Schwarz um den Hals, weil sie vom verstorbenen Onkel betrogen worden war: im Schrebergartenhaus, das er ihr vererbt hatte, gab es keinen Wasseranschluß.

Tags darauf mußte ich Kleider für den Sargaufenthalt meiner Mutter zum Leichenschauhaus bringen. Das Areal des Lainzer Krankenhauses liegt auf einem großen Gelände und ist zweckmäßig angelegt: Zuerst kommt das Spital, dann weiter hinten das Altersheim, dann die Kapelle und schließlich die Leichenhalle.

Im Büro des Leichenschauhauses saß ein älterer Mann mit einer Delle im kahlen Schädel, wahrscheinlich eine Kriegsverletzung. Und statt eines Kugelschreibers verwendete er noch einen Tintenblei. Ihm überreichte ich das „Meinlsackerl" mit den Kleidern meiner Mutter.

Er räumte aus. „Kleiderl, sehr gut . . . Unterkleid . . . gut . . . kein Kopftuch, nein? Na bitte, manche Leute wollen ein Kopftuch . . . Schuchi . . . nein, brauch' ma nicht, die Fußi sind a bissi g'schwollen . . . sehr gut . . .", er schrieb mit seinem Tintenblei, „Sachen ausgehändigt von . . . der Tochter. Na klar." Er blickte mich an. „Kein Zweifel, wie aus'n G'sichterl g'schnitten!"

Das Begräbnis fand in kleinem Kreis statt, und mein Vater war sehr zufrieden wegen der schönen Kränze, die gekommen waren.

105

16. NICHT JEDE THERAPIE FÜR JEDEN

War also meine Mutter schuld an meinem Schuldgefühl? Mit ihrer Gehirnwäsche, die mich hatte glauben lassen, sie wäre als Märtyrerin sogar für mich in den Tod gegangen? Mit ihrer Umklammerung, die mich zu einem unselbständigen Menschen hatte werden lassen? Meine Liebe war auf einmal in tausend Stücke zerbrochen.

Doch sobald das Schuldgefühl nun nicht mehr so übermächtig war, setzte Primaria Lendtner mit ihren sanften Händen die zerborstene Mutter wieder zusammen, und ich war fähig, ohne Schuldzuweisungen die Mutter zu akzeptieren, wie sie wirklich gewesen war: ein Mensch mit Vorzügen und Fehlern, mit Ängsten und unterdrückter Wut.

Dann wurde die Primaria ernsthaft krank, und wir mußten die Therapie abschließen. Ich fand das erst nicht so dramatisch, denn mein Alkoholproblem war gelöst und damit, wie ich dachte, die Quelle aller meiner Schwierigkeiten.

Aber die Schwierigkeiten fingen jetzt erst richtig an.

Die Räusche waren eine nützliche Entschuldigung gewesen. Man brauchte sich nicht mit anderen Problemen herumschlagen – süchtig zu sein war problematisch genug. Da saß ich nun, mit 43 Jahren, und mußte stocknüchtern der Tatsache ins Auge blicken, daß es an der Zeit war, erwachsen zu werden.

Bisher hatte es außer dem Alkohol noch eine Droge gegeben, die mir stets als Patentlösung für alle Probleme gedient hatte: das Verliebtsein. Kaum war eine Beziehung unglücklich zu Ende gegangen, hatte ich schon nach der nächsten Beute, dem nächsten Märchenprinzen Ausschau gehalten. Aber die Märchenprinzen waren jetzt nicht mehr so zahlreich: ohne Alkohol fehlte mir

106

nämlich die euphorische Energie, Frösche an die Wand zu werfen. Nüchtern besehen gab es einige Frösche in meinem Leben, die ich ausgelassen hätte.

Aber was hätte ich nicht alles ausgelassen ohne Alkohol? Hätte ich ohne Alkohol den Mut gehabt, den Dunstkreis meiner Mutter zu verlassen? Und war die Bulimie nicht die beste Form gewesen, meine Wut auszukotzen, bevor sie mich auffraß?

Das ist kein Appell an die LeserInnen, sich mit Drogen über Schwierigkeiten wegzuschwindeln, es ist eine Wiedergutmachung für verlorengegangene Jahre. Eine Lektion, die auch den Bulimikerinnen in der Therapie mitgegeben wird: die Krankheit zu akzeptieren, als Lückenbüßer, aber gleichzeitig eine andere, etwas gesündere Form zu entwickeln, die Lücke zu füllen.

Ich wollte also erwachsen werde, ohne Ängste, ohne Depressionen und Kotzanfälle. Ich machte einen neuen Therapieversuch: „katathymes Bilderleben". Du liegst auf der Couch, und der Therapeut führt dich behutsam durch symbolbeladene Gegenden.

„Stellen Sie sich vor, Sie liegen auf ein Lichtung im Gras. Daneben ist ein herrlicher Wald. Könnte es möglich sein, daß jemand aus dem Wald herauskommt?"

„Ja."

„Ist es ein Mann oder eine Frau?"

Es war natürlich ein Mann. Ein Holzfäller mit einem rotkarierten Hemd.

„Könnten Sie sich vorstellen, daß der Mann auf Sie zukommt?"

Das konnte ich mir vorstellen.

„Könnten Sie sich vorstellen, daß er etwas zu Ihnen sagt?"

„Ja."

„Was sagt er?"

„Er sagt: Frau Schmidinger, könnte ich bitte ein Autogramm haben?"

Das Bilderleben war doch nicht so ganz meine Sache.

Meine nächste Therapeutin machte mich aggressiv. Zuerst dach-

107

te ich, das müsse so sein. Ich solle nicht so viel denken, mich gehenlassen, sagte sie. Ich solle meinen Kopf abschrauben und auf dem Balkon draußen abstellen. Ihn aber um Gottes Willen am Ende der Sitzung wieder mitnehmen. Als sie mich dann aufforderte, mit dem Kissen auf der Couch den versäumten Abschied von der Mutter auf deren Totenbett nachzuspielen, suchte ich das Weite. Ich wollte keine Roßkur.

Es ist nicht meine Absicht, mich über die verschiedenen Therapieformen lustig zu machen, ich will nur sagen, daß nicht jede Therapieform für jeden das Richtige ist.

Schließlich landete ich bei Frau Professor Rollett, Leiterin der Abteilung für Entwicklungspsychologie am Institut für Psychologie der Universität Wien.

Und bei ihr blieb ich drei Jahre. Sie ließ mich reden und reden. Und endlich redete ich auch über meinen Vater . . .

108

17. KINDHEIT 1

Ich bin sieben Jahre alt. Die Mutti hab' ich sehr lieb. Den Papa auch, obwohl mich der Papa in letzter Zeit nicht mehr so lieb hat wie früher. Da hat er mir immer Lieder vorgesungen. „Daumenlanger Hansl, nudeldicke Dirn . . .“

Und er hat auch immer so gut gerochen. Nach Seife. Aber er riecht auch jetzt noch gut, obwohl er nicht mehr so viel mit mir schmust. Er hat schwarze Haare, und im Sommer ist er immer braun, denn er geht viel an die frische Luft. Er geht gern spazieren oder wandern, oder schwimmen. Bei uns im siebenten Bezirk gibt es ja nur Häuser.

Wir wohnen im vierten Stock, also eigentlich im dritten, denn der erste Stock heißt „Mezzanin“. Dort wohnt der Dr. Heine mit seiner Familie. Das sind Juden, hat die Mutti gesagt. Auch die Paweletz im ersten Stock. Aber wir haben nichts gegen Juden. Sie sind halt nur anders. Und im zweiten Stock, da wohnen keine Juden. Da wohnt der Dr. Hermann. Der war im Krieg und hat nur eine Hand. Die haben einen Buben, die Dr. Hermanns, den Helmuth, der ist genauso alt wie ich. Sieben Jahre.

Die Mutti hat gesagt, der Dr. Hermann haut den Helmuth immer mit dem Teppichklopfer. Mit der einen Hand, die ihm der Krieg noch gelassen hat. Meine Eltern haun mich nie. Kinder haut man nicht, sagt die Mutti.

Einmal hat mich der Papa gehaut, auf den nackten Popo, aber nie wieder, sagt die Mutti, das hat ihm selber mehr weh getan als mir.

Wie wir einmal am Land waren im Mühlviertel, bei Bauern, da haben sie in der Scheune jeden Samstagnachmittag die Kinder gehaut, der Reihe nach. Meistens die Buben. Das Kind, das dran war, hat sich vorne hinknien müssen, die Hose herunterlassen, und dann hat ihm der Vater mit dem Gürtel ordentliche Hiebe gegeben. Die andern haben zugeschaut. Wenn ich dran denke, muß ich mich schämen.

Der Papa täte mir nie weh tun. Er will mich halt nur ein bisserl abhärten. Als ich noch ganz klein war, hat er mich einmal aufs offene Fenster gestellt, damit ich in die Wohnung gegenüber hineinschauen kann. Ich hab' mich furchtbar gefürchtet, wie ich oben gestanden bin. Der Papa hat gesagt, er hält mich eh, und die Fenster haben so breite Fensterbretter. Aber ich hab' furchtbar geschrien. Die Mutti ist gekommen, und er hat mich sofort runter gestellt. Dann haben sie gestritten. Auch wie er mich einmal kalt geduscht hat, weil das gesund ist, haben sie gestritten.

Und wenn er mich auf den Ausflug in den Wienerwald mitnehmen will, dann sagt die Mutti, ich soll zu Hause bleiben. Er hatscht immer so weit, und da wird das Kind müde. Der Papa geht stundenlang. Mit der Lederhose und der Proviantdose. Die ist aus Blech und hat oben kleine Löcher, damit das Wurstbrot drinnen atmen kann. Die Natur ist gesund, sagt der Papa, sonst kriegt man Rachitis, wie seine Schwester, die dann gestorben ist. Beim Papa zu Hause waren sie zwölf Kinder. Aber fünf davon hat der liebe Gott zu sich genommen. Das hat mir meine Tante Reserl erzählt, seine ältere Schwester. Die ist noch Fräulein und hat eine große Wohnung. Die hat ihr die Herrschaft vermacht, wo sie Dienstmädchen war.

Die Tante Reserl hab' ich sehr gern, weil sie mir vorliest und mit mir spielt. Sie geht jeden Tag in die Kirche, weil sie sehr katholisch ist. Und sie sorgt auch dafür, daß immer geweihte Kerzen im Hause sind, wenn die „Prophezie" eintrifft, von der der Pater Pio immer spricht.

Da wird es dann drei Tage lang elendigliche Finsternis geben, als Strafe für unsere Sünden. Wenn ich die Lade aufmache, wo die geweihten Kerzen drinnen sind, bekomme ich Angst.

Der Tante Reserl ihre Schutzheilige ist das Heilige Thereslein von Konnersreuth. Die nimmt schon seit Jahren keine Nahrung zu sich. Nur die Hostie. Der Papst will sie nicht heiligsprechen,

110

aber die Tante Reserl ist sich sicher, daß das Thereslein heilig ist. Ich glaube, die Tante Reserl tät' gern auch eine Heilige sein. Wir gehen nur am Sonntag in die Kirche. Oder mit der Schule. Ich gehe in eine Klosterschule für Mädchen. Aber nur, weil die nicht weit ist von zu Hause, hat die Mutti gesagt. Die Mutti geht nämlich nicht so gern in die Kirche wie der Papa und die Tante Reserl. Die Mutti möchte nur, daß ich nicht weit gehen muß. Damit ich mich nicht fürchte. Weil ich so furchtbar schüchtern bin. Deswegen geh' ich auch nie alleine einkaufen. Der Papa sagt, ich soll einkaufen gehen, sie soll mich nicht so verziehen. Auch wegen dem Grüßen.

„Das Kind grüßt nicht, was soll ich machen?" sagt die Mutti immer, „aber nicht, weil sie unhöflich ist, sie ist nur so schüchtern." Aber das stimmt nicht. Ich fürchte mich nur. Auch wenn ich in die Schule gehe, und da kommt mir ein Haufen von Buben entgegen, die mit Schneebällen schmeißen, fürchte ich mich. Dann gehe ich auf die andere Straßenseite.

Die Mutti hält immer zu mir, und darum hab' ich sie jetzt auch lieber wie den Papa.

Aber der Papa hat uns auch nicht mehr so lieb wie früher. Er fährt oft weg, auf Gastspiele. Er ist nämlich Sänger an der „Staatsoper in der Volksoper". So heißt das seit dem Krieg. Er ist „Tenorbuffo". Das ist einer, der eine hohe Stimme hat und lustig ist. Aber in der Volksoper geben sie ihm nur die kleinen Rollen. Und drum fährt er auf Gastspiele. Und da bringt er mir immer etwas mit. Er ist sehr geizig, sagt die Mutti, aber da bringt er mir schon was mit. Aus Italien hat er mir einmal einen Stoffhasen gebracht, den Jockele. Dem hat die Mama dann eine kurze Hose genäht und ein Hemd.

Die Mutti näht überhaupt gern, und sie malt schöne Aquarelle. Sie sagt, sie hätte vielleicht nicht heiraten sollen. Sie wäre so talentiert gewesen. „Und wenn schon heiraten, dann wenigstens nicht den Papa", habe ich sie neulich zu der Frau Spagolla, unserer Bedienerin, sagen hören.

111

Der Mutti ihre Eltern sind die „Omama" und der „Deweis". Wir nennen ihn nur beim Nachnamen, weil er der Stiefvater von der Mutti ist. Und er ist ein Roter.

Die Omama und der Deweis wohnen draußen über dem Gürtel im 17. Bezirk in einem Haus, das früher eine Schule war. Es riecht auch noch nach Schule. So nach eingewachstem Boden. Und die haben das Klo am Gang. Aber das ist lustig, weil da sind acht Klos nebeneinander, und du kannst dir eines aussuchen, weil das Haus doch früher eine Schule war.

Die Omama macht immer guten Gurkensalat. Sie hat mir gezeigt, wie man am Schneidebrett den Knoblauch mit Salz vermischt und dann mit einem Messer zerdrückt. Die Omama ißt überhaupt gern. Und sie schreit auch laut, wenn ihr was nicht paßt. Das ist so ordinär, sagt die Mutti.

Einmal waren wir alle beim Heurigen, und da hat die Omama als einzige von der ganz fetten Stelze gegessen, obwohl sie es mit der Galle hat. „Ah wos, mir schmeckt's, Kinder!" hat sie ganz laut gerufen, und die Mutti ist ganz nervös geworden und hat leise gesagt: „Furchtbar, wie ein Proletenweib."

Und später ist der Omama ganz furchtbar schlecht geworden, und dann hat sie noch mehr geschrien. Aber vor Schmerz. „Aaah meine Galle . . . ahhh . . . Kinder, ich muß sterben!"

Und die Mutti hat die Omama halt in Gottes Namen zu uns mit nach Hause genommen und hat ihr einen Tausenguldenkrauttee gegeben. Das ist ein altes Hausmittel. Der wirkt immer. Entweder man ist sofort gesund, oder man muß fürchterlich erbrechen. Die Omama hat erbrochen. Aber die Mutti hat sie ja gewarnt vorher.

Mich warnt die Mutti auch immer, wenn ich was Falsches essen will. Und ich verlasse mich da ganz auf die Mutti. Wenn z. B. eine Nußtorte auf den Tisch kommt, mit viel Creme drauf, frage ich: „Mutti, muß ich da auch nicht spucki machen?" Und meistens streichelt mir die Mutti übers Gesicht und sagt: „Nein Herzilein, da mußt du nicht spucki machen, laß es dir schmecken!" Aber die Omama frißt halt gern, weil sie als Kind so arm war,

112

auf dem Bauernhof, wo sie am Feld hat arbeiten müssen. Und dort ist auch die Mutti zur Welt gekommen, und die Omama war ganz überrascht, weil ihr keiner gesagt hat, wie das funktioniert. Und der Vater von der Mutti war auch weit und breit nirgends. Der Stiefvater hat die Omama geheiratet, obwohl sie schon ein Kind gehabt hat. Die Mutti.

Und dann haben sie noch einen Bruder bekommen, den Hansi, aber der war ein „blaues Baby". Der hat einen Herzfehler gehabt. Da haben sie gewußt, daß er sterben wird. Und einmal hat die Mutti mit ihm im Wagerl spazierengehen müssen im Park, und wie sie nicht aufgepaßt hat, ist ihr das Wagerl ausgekommen und ist den Weg hinuntergerollt. Aber es ist nichts passiert. Erst nach einem Jahr ist er gestorben, aber die Mutti hat geglaubt, sie ist schuld. Jetzt hängt der Hansi als vergrößerte Fotografie über dem Bett bei den Großeltern im Schlafzimmer.

Einmal hab' ich die Mutti sagen hören, daß die Omama noch viele Kinder hätte bekommen können. Aber sie waren zu arm, und darum hat sie irgendwas mit einer Stricknadel gemacht, und darum sind keine Kinder mehr gekommen.

Die Omama und der Deweis haben sich in der Irrenanstalt am Steinhof kennengelernt. Das ist lustig. Sie waren dort Pfleger. Aber einmal hat die Omama von einer Irren so eine Ohrfeige gekriegt, daß sie auf einem Ohr nichts mehr hört.

Und wie in Wien der Bürgerkrieg war, da ist der Stiefvater mit dabei gewesen. Er hat schon am Tag vorher gesagt, man soll sich verschanzen im Gemeindebau, weil morgen geht's los.

Der Papa kann den Stiefvater nicht leiden und die Omama eigentlich auch nicht. Der Papa ist ein Schwarzer. Wie alle Katholiken. Auch wir sind Schwarze. Der Papa ist nämlich aus Steyr, und da waren so viele Rote, weil dort eine große Fabrik ist. Und der Papa und die andern katholischen Buben haben immer Hieb' gekriegt von den roten Buben. Die haben ihnen vor der Kirche aufgelauert.

Die Großeltern in Steyr sehe ich nur im Sommer, im Urlaub. Die Großmutter hat ein gütiges Gesicht, sagt die Mutti, und der

113

Großvater ein strenges. Voriges Jahr haben sie „diamantene Hochzeit" gefeiert, und da haben wir Mäderln weiße Kleiderln angehabt und Kränze im Haar.

Ich habe viele Cousinen und nur wenige Cousins. Der Onkel Alois, der ist Steuerberater, der hat überhaupt nur einen Buben gemacht und dann fünf Mäderln. Die Tante Maria, seine Frau, hat immer wieder noch ein Kind kriegen müssen, damit es ein Bub wird. Aber bei der Hannerl, die ein Johann hätte werden sollen, haben sie es aufgegeben.

Wenn wir im Sommer in Steyr sind, dann wohnen wir immer bei dem Onkel Alois und seiner Familie. Das ist lustig, weil da so viele Kinder sind, und die machen auch so wilde Spiele unten am Ennskai. Aber die Mutti sagt, ich soll aufpassen bei den wilden Spielen, weil ich doch so ein schüchternes Kind bin. Drum sagen meine Cousinen, ich bin eine „Zezen".

Die Tante Maria habe ich ganz lieb, und manchmal darf ich vor dem Einschlafen noch zu ihr ins Bett kommen. Bei der Mutti darf ich das nie. Da raucht die Tante Maria dann ihre starken Zigaretten und hustet ihren Raucherhusten, aber es ist friedlich, sagt sie, weil sie ihre Ruh' hat. Der Onkel Alois schläft nämlich in seinem eigenen Zimmer, weil er so einen nervösen Schlaf hat und weil ihn der Raucherhusten von der Tante Maria stört.

Und am Abend schneiden meine Cousinen und ich mit einer Schere die alten Hefte von der „Kirchenzeitung" in Stücke, die gerade so groß sind, daß man sie als Klopapier verwenden kann. Weil der Onkel Alois ist geizig, sagt die Mutti, aber der Onkel Alois sagt, er kann für so viele Hintern nicht so viel Klopapier kaufen.

Beim Onkel Ferdinand sind wir öfters zum Mittagessen eingeladen. Der ist Tapezierer. Der ist auch streng mit seinen Kindern, aber nicht so streng wie der Onkel Alois. Und die jüngste Tochter vom Onkel Ferdinand, die Gertrude, die ist so ein kleines Krewegerl, und sie soll viel essen, damit sie zunimmt. Und die hat dann den Teller mit der Nudelsuppe dort stehen und daneben zwei rosa Pillen, die sie schlucken muß, wegen dem Appetit.

114

Und sie darf keinen Himbeersaft trinken, bis der Suppenteller leergegessen ist. Ganz traurig schaut sie auf den Suppenteller, und dann fängt sie an zu essen. Und man kann sehen, wie ihr graust. Man wollte ihr sogar schon von der „Pilstl-Salbe" zu essen geben, damit ihr Magen angeregt wird.

Die Pilstl-Salbe ist nämlich ein altes Hausmittel bei den Schmidingers. Eigentlich heißt sie „Dr. Pilstls Heilsalbe", weil sie der Dr. Pilstl erfunden hat. Sie ist ganz gelb, und die Mutti schmiert sie mir immer hinter die Ohren, wenn ich eitrige Mandeln habe. Da kriege ich dann so rote Bläschen, und da kommt dann eine Flüssigkeit heraus. „Das zieht den Eiter hinter die Ohren", sagt die Mutti immer.

Aber die Schmidingers schmieren die Salbe bei allen Krankheiten. Bei Bauchweh auf den Bauch und bei gebrochener Hand auf die Hand. Und die Tante Grete hat einmal ein Brot mit Pilstl-Salbe gegessen, weil sie geglaubt hat, der Magen bricht ihr durch. Und da ist der Magen nicht durchgebrochen.

Und jetzt wollten sie sie der Gertrude geben, wegen ihrem Appetit. Die Mutti hat sich eingemischt und gesagt, das sind barbarische Methoden, weil die Mutti mischt sich immer ein und hilft zu den Kindern. „Die sind ja so verzopft", sagt sie immer über die Steyrer Verwandtschaft, „das sind ja Erziehungsmethoden aus dem vorigen Jahrhundert!"

Die Mutti hat nämlich vor ihrer Hochzeit mit dem Papa einen Freund gehabt, der war „Freidenker". Der war ganz modern. Und darum hat er sie auch nicht geheiratet. Weil die Freidenker waren für die Freiheit. Er hat Vielgut geheißen und hat ein Elektrogeschäft gehabt. Und da ist die Mutti in aufgeklärte Kreise gekommen, durch den Herrn Vielgut. Stell dir vor, die Mutti hätte ihn geheiratet und würde jetzt Johanna Vielgut heißen. Und ich Maria Dolores Vielgut.

Nein – da tät' ich ja nicht Maria Dolores heißen. Weil ich heiße ja nur Maria Dolores, weil der Papa eine Zeitlang in Südamerika auf einer Missionsschule als Lehrer und Chauffeur und Orgelspieler gearbeitet hat. Und er hat immer zur „Mutter der Schmer-

115

zen", zur „Mater Dolorosa", gebetet. Und wie er dann ganz furchtbar Heimweh gekriegt hat, hat er gelobt, daß er seine Tochter einmal „Maria Dolores" nennen wird, wenn er gesund wieder nach Hause kommt. Aber die Mutti sagt, das ist, weil er eine Freundin gehabt hat, die Dolores geheißen hat. Und ich soll froh sein, daß ihr Name nicht Carmen war.

Das war Anfang der dreißiger Jahre. Und die Mutti hat sich zu der Zeit gerade aus eigener Kraft hochgearbeitet, weil sie die Handelsschule mit Auszeichnung bestanden hat. Und dann hat sie so gut maschinegeschrieben, daß sie bei einer Meisterschaft gewonnen hat. Sie wollte nichts mehr zu tun haben mit den Proleten.

Und in einem Büro hat sie dann den Papa kennengelernt, der wegen dem Heimweh aus Argentinien zurückgekommen ist und eine Gesangsausbildung gemacht hat. Aber als Sänger hat er keine Arbeit bekommen und darum hat er in dem Büro gearbeitet. Und er hat der Mutti gefallen, weil er so ein naiver Kerl war. 1938 haben sie geheiratet, und hinten im Bücherregal, ganz versteckt, habe ich das Buch gefunden, das sie zur Hochzeit gekriegt haben: „Mein Kampf".

Und während des Krieges war mein Vater dann wieder Sänger. Aber nur im hinteren Winkel von Deutschland und in der Tschechoslowakei. Dort haben sie ihn hingesteckt, weil er nicht in die Partei hat gehen wollen, weil er doch katholisch war. Sein Bruder ist zwar auch ein Nazi geworden, obwohl er katholisch war, aber der Papa hat gesagt, die haben so unchristliche Methoden gehabt in der Partei. Damit hat er nichts zu tun haben wollen. Und aus der Zeit hat die Mutti alle seine Kritiken und die Bilder aus den Opern und Operetten in einem Fotoalbum gesammelt.

Der Papa muß sehr lustig gewesen sein. „Drollig" und „sehr berührend". Er hat fast den ganzen Krieg hindurch gesungen, denn der Goebbels, der von der Kultur was verstanden hat, hat die Theater offen gelassen, damit die Leute auch was Lustiges zum Schauen haben. Bis dann der Volkssturm gekommen ist, wo es für keinen mehr ein Pardon gegeben hat. Aber da hat sich der

116

Papa drücken können, weil ihm ein Arzt eine Gelbsuchtspritze gegeben hat, und man hat gesagt: „Mit dem ist nichts zu machen, der krepiert eh gleich."

Und nach dem Krieg sind meine Eltern dann wieder zurück nach Wien, und der Papa ist Sänger an der Volksoper geworden.

Und dann bin endlich ich gekommen. Die Mutti hat sich nämlich acht Jahre geplagt, damit sie ein Kind kriegt, und es hat nie funktioniert. Unter dem Hitler, der „Mein Kampf" geschrieben hat, sollten nämlich alle deutschen Frauen möglichst viele Kinder kriegen. Und besonders die blonden, schönen. Und die Mutti war blond und schön. Von einem Arzt zum andern haben sie sie geschickt, weil sich der Papa schon so geniert hat vor dem Deutschen Reich. Und dann, an dem Tag, wie die Russen ins Haus gekommen sind, ist die Mutti so erschrocken vor den Gewehren, daß sie vor lauter Schreck ganz lieb geworden ist zum Papa, und er hat sie getröstet. So bin ich entstanden. Vielleicht ist die Mutti auch so besorgt um mich, weil ich so lange auf mich habe warten lassen.

Und weil ich so ein schüchternes Kind geworden bin, hat mich der Papa nicht mehr lieb. Und die Mutti hat er, glaube ich, schon lange nicht mehr lieb. Sie ist ihm zu dick. Sie ist nämlich auch größer als er und muß immer flache Absätze tragen, wenn sie mit ihm fortgeht. Sie schaut aus wie eine „Walküre", hat er einmal gesagt.

Darum hat sie sich heuer auch diese Brustoperation machen lassen. Also den Busen kleiner machen, sozusagen. Damit der Papa nicht mehr sagen kann: „Du mit deiner Busitur!"

Zwei Wochen ist sie im Spital gelegen, und die Frau Spagolla hat gekocht, und die Tante Reserl ist mit mir spaziengegangen. Jetzt ist der Mutti ihre Busitur viel kleiner und hat zwei große Narben.

Wegen dem Busen haben sie schon einmal gestritten vor mir. Die Mutti und der Papa sind im Schlafzimmer gestanden, und die Mutti hat oben nichts angehabt, und ich bin dazugekommen,

117

und der Papa hat der Mutti ihren rechten Busen angegriffen und zu mir gesagt: „Schau, die wächst ja hinein, die Brustwarze, das ist nicht in Ordnung bei einer Frau, schau, daß das bei dir anders wird!" Und dann hat er zum Vergleich meinen flachen Busen angegriffen.

Er beschwert sich auch immer, daß sich die Mutti nicht wäscht, daß sie stinkt. Und ich soll mich schön waschen, besonders nach dem Klogehen. Weil er sperrt sich immer im Bad ein, wenn er groß auf dem Klo war, und ich höre, wie das Wasser rauscht, und weiß, er wäscht sich seinen Popo und sein Glied.

Die Tante Reserl ist immer sehr entsetzt, wenn sie solche Worte hört, aber der Papa sagt, ich soll nur sehen, wie ein Mann ausschaut, das ist was ganz Natürliches. Und einmal, wie er in der Badewanne gelegen ist, da bin ich zu ihm ins Bad und ich hab' sein Glied angreifen dürfen, und dann ist die Mutti gekommen und sie haben wieder gestritten.

Da war ein heißer Sommer, und die Mutti hat nasse Leintücher aufgehängt, damit es kühler ist in der Wohnung. Und der Papa ist immer mit so einer verwaschenen roten Turnhose herumgegangen. Und er hat nach Seife gerochen. Und er hat sich aus Spaß den schwarzen kleinen Kamm an die Oberlippe gehalten und hat den Hitler nachgemacht. Das war lustig.

Und dann ist er zu mir unter die Decke gekommen und hat mich gekitzelt und ich habe geschrien: „Nicht kitzeln, nicht, du erstickst mich ja . . ." und . . .

jetzt hab' ich's vergessen . . .

118

18. KINDHEIT 2

Ich habe 60 Kilo. Ich heiße Maria Dolores Schmidinger und bin in der zweiten Klasse Gymnasium. Ich habe viele Haare, und manchmal trage ich einen Pferdeschwanz wie die Lilli-Puppe, die ich gekriegt habe zum zwölften Geburtstag. Da gibt es nämlich so Comic-Hefterl mit einer gewissen Lilli als Heldin, und es hat auch einen Film gegeben über sie. Mit dem Eddie Constantine und der Ann Smyrner. Und jetzt gibt es die Puppe. Die hat ganz blonde Haare und schaut aus wie eine richtige Frau mit einem Busen und einer Taille, nicht wie die üblichen Puppen, die ja alle noch Kinder sind. Aber ich bin nicht so dünn wie die Barbiepuppe und habe auch keinen Busen. Manchmal stecke ich mir zwei Orangen unter den Pullover, dort wo der Busen sein sollte. Aber jetzt tut das schon manchmal weh, weil es drunter schon wächst. Aber der Barbiepuppe kann man richtige, tolle Kleider nähen, wie sie in den Modezeitschriften sind. Ich entwerfe die Kleider auch selber. Ich will nämlich Modezeichnerin werden oder Kostümbildnerin.

Von der Wäschefirma, dem „Palmers", hat es jetzt einen Katalog gegeben, wo es naturgetreu gezeichnete Mädchen mit Badeanzügen gibt. Den Katalog habe ich auf Zeichenkarton aufgeklebt und habe die Mädchen ausgeschnitten. Die sehen aus wie richtige Mannequins und nicht so kindlich wie die Ausschneidepuppen, die man in der Papierhandlung zu kaufen kriegt. Und mit den Palmersmädchen spiele ich dann „Wahl der Miss Austria". Die Mutti und ich geben ihnen Punkte, wer die Schönste ist. Und die Schönste kriegt ein Krönchen.

In der „Constanze", der Modezeitung, die die Mutti immer kauft, sind nämlich auch einmal im Jahr die Fotos von den Anwärterinnen für die Wahl der „Miss Germany" drinnen. Und da können die Leserinnen einen Tip geben, welche gewinnen wird. Wenn man es richtig errät, kriegt man eine Reise nach Sylt oder einen Gutschein für eine Gesichtscreme. Die Mutti kauft sich immer das Produkt „Placentubex". Darauf schwört sie. Das wird irgendwie aus der Gebärmutter von Schafen gemacht.

Mit meinen anderen Puppen spiele ich manchmal auch Schönheitskonkurrenz. Neulich hat die „Liese" gewonnen, weil sie so schöne Haare hat. Der hat nämlich der „Puppendoktor" den abgeschnittenen Zopf von der Omama auf den Kopf geknüpft. Weil die Omama eines Tages Dauerwellen haben wollte und keinen Knoten mehr.

Die Mutti hat auch Dauerwellen, weil sie eine Frisur haben möchte wie die Ingrid Bergman, aber bei ihr werden die Haare immer ein wenig gekräuselt, wie eine Matratzenfüllung. Das Fräulein Erni, die Friseurin bei unserem Friseur im Nebenhaus, kann das irgendwie nicht so eindrehen wie die in Hollywood.

Und wenn man unter der Haube sitzt und es wird unerträglich heiß, dann muß man schreien: „Bitte kühler!" Und die Erni dreht an der Haube herum und schreit: „Gleich kühler!" Aber es passiert nichts.

Ich möchte aussehen wie die Sandra Dee in „April entdeckt die Männer". Die Mutti und ich gehen oft ins Kino. Vom letzten Geld, sagt die Mutti immer, und der Papa darf es nicht wissen. Der glaubt nämlich, ich sitze zu Hause und mache meine Aufgaben. Aber ich bin mit der Mutti im Kino. Und vorher gehen wir immer etwas essen. Wenn wir im Apollokino sind, gehen wir in die „Quisisana" auf Cevapcici mit Senf und Zwiebel, das ist meine Lieblingsspeise, und wenn wir im Abbaziakino sind, am Gürtel, essen wir in den „Moccastuben" ein Russisches Ei. Da ist oben Kaviar drauf. Also Ersatzkaviar, Fischrogen. Eigentlich ist der auch meine Lieblingsspeise.

Neulich hat die Mutti ein Doserl Kaviar aufgemacht beim Abendessen, das sonst aus Eiern und Wurst bestanden hat, und ich wollte mir den letzten Kaviar aus der Dose herauskratzen. Aber der Papa hat sich furchtbar aufgeregt und gesagt, der ge-

120

hört ihm. Da hat sich die Mutti auch aufgeregt und gesagt, er soll den Kaviar doch um Gottes willen dem Kind lassen. Und dann hat sie ihn mir auf den Teller gegeben. Da ist der Papa aufgestanden und ist in sein Zimmer gegangen.

Ich habe denselben Geschmack wie der Papa, das habe ich geerbt. Den Gusto auf so besondere Sachen. Darum gibt mir die Mutti am Sonntag, in der Küche, manchmal heimlich die Hühnerleber und das Hühnerherzerl vom Brathenderl, bevor sie das Essen ins Wohnzimmer bringt. Und wenn sich der Papa dann beschwert, wo die Hühnerleber ist, sagt sie, die war ganz bitter von der Galle und sie hat sie wegwerfen müssen.

Aber eigentlich wollte ich ja vom Kino erzählen. Das Kinogehen ist überhaupt das schönste. Manchmal sitzen wir ganz vorne, auf den billigen Plätzen, und manchmal aber auch hinten oder in einer Loge. Und wie „Sissy II" im Apollokino ausverkauft war, hat die Mutti sogar Karten von einem Schwarzhändler gekauft.

Mein Lieblingsfilm ist „Bettgeflüster" mit der Doris Day, den habe ich schon siebenmal gesehen. Da kann ich schon die Dialoge auswendig. Aber auch die Liselotte Pulver habe ich gerne. In „Wirtshaus im Spessart" und in den „Buddenbrooks". Da habe ich mir in der Schulbibliothek auch das Buch ausgeborgt. Von Thomas Mann. Die Mutti sagt, das ist noch zu schwer für mich. Aber es hat mir sehr gut gefallen.

Früher, wie ich noch kindisch war, hat mir die Christine Kaufmann gefallen, in dem Film „Rosenresli", aber das ist jetzt nichts mehr für mich. Die hat da so blöde Korkenzieherlocken gehabt wie meine Schulkollegin Sissy Konrad in der Volksschule.

Der hat die Mutter jeden Tag die Korkenzieherlocken frisch eingedreht. Und dann hat sie ihr oben am Kopf noch eine Schaumrolle gemacht. Und eine Masche drauf. Damit sie herzig ausschaut. Die blöde Gans. Die ist nämlich immer Eiskunstlaufen gegangen und hat bei Wettbewerben mitgemacht. Und ihre Mutter hat auch ganz streng darauf geachtet, daß die Sissy nicht zu viel ißt. Einmal waren wir zu der Sissy ihrem Geburtstag eingeladen, und da hat es Sandwiches gegeben. Und die Sissy hat kein

121

einziges Sandwich essen dürfen. Meine Mutti hat sich furchtbar darüber aufgeregt.

Und die Sissy war auch immer so boshaft. Einmal, wie wir im Winter mit der Klasse einen Ausflug gemacht haben, hat sie mir von hinten immer die Haube heruntergezogen und so getan, als ob es die Christine Birnstingel gewesen wäre. Die hat so geheißen, ich schwöre es.

Wir haben jetzt im Gymnasium auch komische Namen in der Klasse. Meine Freundin heißt z. B. Georgina Neverkla. Ihr Vater hat ein Installateurgeschäft. Sie ist meine Freundin, weil sie noch dicker ist als ich. Noch dazu ist sie so groß und so blond und hat eine ganz weiße Haut. Aber sie zieht sich zu Fleiß ein Kleid mit einer engen Taille an und trägt sogar einen Petticoat. Das Kleid hat ein ganz interessantes Muster, mit ägyptischen Pyramiden und Nofreteteköpfen.

Meine andere Freundin ist die Delia Fröhlich. Die ist auch eher dick. Wir haben nämlich das Triumvirat gegründet. Weil der Cäsar doch gesagt hat: „Laßt dicke Männer um mich sein!" haben wir das Triumvirat der dicken Mädchen gegründet. Damit wir uns besser wehren können, wenn uns die andern auslachen.

Die lachen eigentlich weniger, weil wir dick sind, sondern weil wir nicht so boshaft sind wie die anderen.

Besonders die Martina Beil und die Heidelinde Schmölzer tun immer so, als ob sie irrsinnig gut wären. Die haben beide einen Vater, der Arzt ist, und sie stöbern zu Hause immer heimlich in den medizinischen Büchern herum. Wegen der Aufklärung und so. Und die wissen schon alles.

Neulich hat uns die Schwester Abundanzia aufgeklärt. Die sollte eigentlich Latein unterrichten, aber sie hat eine Stunde genützt und über die Geschlechter gesprochen. Und über das Kind, wie es entsteht und so. Sie hat das ganz grauslich geschildert, aber das ist logisch, es muß ihr ja grausen, wenn sie mit dem Heiland verheiratet ist. Ich meine, weil sie doch das Keuschheitsgelübde abgelegt hat.

Aber es waren eh schon alle informiert über die Sachen, nur das

122

Mariechen Asperger, die noch Zöpfe trägt und deren Vater ein berühmter Kinderpsychologe ist, das Mariechen hat furchtbar zu weinen angefangen. Dann mußte sie frühzeitig abgeholt werden, damit sie der Vater fachmännisch beruhigen kann.

Aber die Delia, die Georgina und ich haben lange nicht verstanden, wieso die anderen immer lachen, wenn in Englisch die Schwester Cölestine an der Tafel das Wort „future" mit „fut." abkürzt.

Und einmal sind wir zu dritt in der Mittagspause auf der Mariahilfer Straße gegangen und haben über das Thema geredet. Und ich habe mich aufgeregt und ganz laut gesagt: „Ich möchte wissen, was da dran komisch ist, wenn die Schwester Cölestine ‚Fut' auf die Tafel schreibt?!" Und an der Reaktion der Leute um uns herum konnte man dann erkennen, daß es sich um ein schmutziges Wort handeln muß.

Ich habe jetzt nämlich eine ganz laute Stimme und bin auch nicht mehr so schüchtern wie als kleines Kind. Das schönste ist, wenn ich in der Deutschstunde Balladen deklamieren darf. Da sind alle ganz still. Nur ich bin laut. Neulich beim „Erlkönig" war ich so laut, daß die aus der Nebenklasse gekommen sind und um Ruhe gebeten haben, weil drüben Schularbeit war. Die Mutti seufzt immer und sagt: „Das Kind hat einen ganz fürchterlichen Geltungstrieb!"

Am Mittwoch kommt die Frau Spazek. Das ist unsere Hausschneiderin. Ich nenne sie „Tante Anni". Die ist ein Sudetenflüchtling, darum böhmakelt sie auch. Sie näht außer für uns noch für ein paar Leute, damit sie sich und ihren Sohn, den Gernot, durchbringen kann. Der Gernot ist zwei Jahre älter als ich und geht in die Hauptschule. Er wird sich bald selber ernähren können, sagt die Frau Spazek.

Wenn die Frau Spazek am Mittwoch kommt, packt die Mutti die Nähmaschine aus und stellt sie im Wohnzimmer auf den Tisch. Und die Frau Spazek nimmt ihre alten Schnitte aus den vierziger Jahren aus einer Mappe und setzt sich an die Nähmaschine.

123

Sie ist Sozialistin, aber einmal hat sie die Schwarzen gewählt. Aus Dank, weil die ihr eine Wohnung verschafft haben. In der Wurlitzergasse im 16. Bezirk. Die ist eigentlich ein Loch, und die Frau Spazek räumt auch nicht so richtig auf, weil sie am Abend immer zu müde ist.

Und am Sonntag geht sie lieber an die Luft. Im Sommer gehen wir immer miteinander baden auf die Lagerwiese Kaiserwasser. Ich bleibe im Schatten, das ist gesünder, sagt die Mutti, und wenn sie mitgeht, bleibt sie auch im Schatten. Obwohl sie da nicht braun werden kann, und braun sein ist jetzt doch modern.

Neulich haben die Mutti und ich unsere Beine mit so einer Bräunungscreme eingeschmiert und haben mit Spannung darauf gewartet, was nun passieren wird. Nach ungefähr vier Stunden ist die Wirkung langsam eingetreten, und die Beine haben gelbe Flecken gekriegt, die immer gelber wurden. Und dazwischen war noch immer unsere ursprüngliche, unmodisch weiße Hautfarbe.

Aber die Frau Spazek ist ein alter „Sonnentiger", weil sie als Kind bei dem tschechischen Zweig der „Roten Falken" war. Ihre Haut wird auch meistens rot, weil ihre Haare blond sind. Und sie ist von der vielen Sonne schon ganz zerknittert und glänzend, wie die Haut von einer Eidechse.

Am Mittwoch, wenn die Frau Spazek bei uns ist, trinkt sie mit der Mutti ein Flascherl Wein, und dann gehen wir ins Kino. Die Frau Spazek schläft im Kino meistens ein, und ihr Kopf sinkt langsam nach hinten, und manchmal wacht sie von ihrem eigenen Schnarchen auf. Einmal, wie wir im Erika-Kino „Quo vadis" gesehen haben und sie wieder geschnarcht hat, war mir das sehr peinlich, weil ich gedacht habe, man wird auf uns aufmerksam. Der Film ist nämlich erst „ab zwölf", und ich war damals noch nicht ganz zwölf. Und ich hatte große Angst, daß die Polizei kommt und mich hinauswirft.

Der Mann von der Frau Spazek ist vermißt im Krieg, und manchmal „pendelt" sie mit der Mutti, ob ihr Mann noch lebt. Das geht so: Da nimmt man seinen Ehering, bindet ihn an einen

124

Nähseidenfaden, und dann legt man das Foto vom vermißten Mann auf den Tisch. Dann läßt man den Ehering über dem Foto pendeln. Wenn er hin und her pendelt, ist er tot, der Mann, wenn der Ring Kreise macht, lebt er noch. Bei der Frau Spazek und bei der Mutti kreist er meistens, der Ring, und darum glaubt die Frau Spazek auch, daß ihr Mann Heimkehrer sein wird.

Die Frau Spazek erzählt mir auch von der Liebe: „Ich habe bei meinem Mann nie einen Orgasmus gehabt", sagt sie und böhmakelt dabei natürlich. „Nur einmal, da war er auf Fronturlaub, da hat er mich von hinten genommen, da habe ich einen Orgasmus gehabt. Und das war dann der Gernot."

Darauf hat sie ihren Mann nie mehr wiedergesehen.

Die Frau Spazek hat zwei Meerschweinchen, und darum stinkt es auch immer in ihrer Wohnung. Der Papa kann die Frau Spazek nicht leiden, weil sie auch riecht, sagt er. Aber das ist gar nicht wahr. Nur ihr Gewand modert halt ein bißchen, weil ihre Wohnung ja so ein Loch ist.

Der Papa hat überhaupt nicht gerne fremde Leute in der Wohnung. Und er kann auch riechen, wenn er heimkommt, ob jemand da war. Er wäscht sich sehr viel, und er sagt, auch die Mutti und ich sollten uns viel mehr waschen. Besonders Frauen sollen sich mehr waschen als die Männer, weil sie von Natur aus mehr stinken. Er ist wirklich sehr geruchsempfindlich.

Neulich ist er endlich auch einmal mit mir ins Kino gegangen. Und während des Filmes sitzt man natürlich da und redet nicht und ißt nicht, und wie ich den Papa nachher angeredet habe, ob es ihm gefallen hat, hat er gesagt: „Wäh, du stinkst aus dem Mund." Seither habe ich immer Pfefferminzzuckerl in der Tasche. Die esse ich die ganze Zeit, weil ich Angst habe, aus dem Mund zu stinken.

Der Papa will auch wegen dem Geruch keine Tiere in der Wohnung haben. Aber die Mutti hat mir einen Kanarienvogel gekauft, den „Piepsi". Weil ein Kanarienvogel stinkt ja nicht so arg wie ein Hund, weil er nicht so groß ist. Da hat der Papa nur ge-

125

schimpft. Aber er hat den Vogel eh liebgewonnen und ist immer zum Käfig gegangen und hat ihm vorgesungen, damit er auch singt. Weil ein männlicher Kanarienvogel ja singen soll.

Und weil wir gedacht haben, daß der Piepsi nicht singt, weil er einsam ist, haben die Mutti und ich ein zweites Vogerl dazu gekauft. Den „Vickerl". Aber es hat sich dann herausgestellt, warum der Piepsi nicht gesungen hat: weil er nämlich eine „sie" war, und dann hat sie vom Vickerl Junge gekriegt. Da ist der Papa ganz nervös geworden, weil er gesagt hat, von so vielen Vögeln im Haus kann man krank werden, man kann die „Papageienkrankheit" kriegen und sterben. Weil die Mutti hat die Vogerl auch immer frei herumfliegen lassen, und sie haben alles angegackt. Sie sagt, im Käfig sind sie arm, die Vögel, aber ich vermute, sie will dem Papa was zu Fleiß tun.

Und eines Tages ist der Papa grantig gewesen und ist in sein Zimmer gegangen. Und wie er die Tür zugemacht hat, hat er die Piepsi eingezwickt, und sie war tot. Die Mutti hat gesagt, er hat es mit Absicht gemacht, aber das war nicht wahr, so was würde der Papa nie tun. Und die Mutti hat dann noch zwei Wellensittiche gekauft, und der Papa hat herumgeschrien, jetzt zieht er bald aus.

Ich glaube, er ist so grantig, weil er in der Oper unzufrieden ist. Er kriegt nämlich nur mehr ganz kleine Rollen zu singen, und er sagt, das ist ungerecht. Und das ist, weil er kein Freimaurer oder Bolschewik ist und überhaupt die jüdische Packelei nicht mitmacht.

Aber die Mutti sagt, er ist erstens um zehn Zentimeter zu klein für einen Darsteller und zweitens sagt er allen immer die Wahrheit, und das verträgt keiner. Im „Bettelstudent" z. B., wo der Kammersänger Fred Liewehr die Hauptrolle, den „Simon", gesungen hat und der Papa nur den „Onufri", da hat er dem Fred Liewehr einmal nach der Vorstellung ins Gesicht gesagt: „Na, heute bist du aber nicht in Form!" Und das sagt man nicht zu einem Star. Auch wenn es wahr ist.

Außerdem ist der Papa zu alt, sagt die Mutti. Er ist nämlich 54

126

Jahre alt, und der andere Kollege, der seine Rollen kriegt, der Murray Dickie, ist um zehn Jahre jünger.

Daß der Papa schon so alt ist, habe ich erst vor kurzem erfahren. Meine Eltern haben nämlich immer zu mir gesagt, er ist ein Jahrgang 1913. Aber neulich habe ich seinen Paß gefunden und da ist schwarz auf weiß gestanden „geboren 1903". Sie haben dann gesagt, sie hätten es vor mir verheimlicht, weil er sich seines Berufes wegen jünger machen muß, und ich hätte es vielleicht ausgeplaudert. Da haben sie mich mein ganzes bisheriges Leben angelogen. Da hab' ich weinen müssen.

Dabei sagen alle, daß „der Schmidinger" sehr komisch ist in den kleinen Rollen. Ich gehe gerne in die Operette. In der „Fledermaus" singt der Papa den Dr. Blind, in der „Lustigen Witwe" den Saint-Brioche und in „Orpheus in der Unterwelt" den Styx. „Orpheus in der Unterwelt" kann ich schon auswendig, und ich nehme mir immer den Klavierauszug her und singe die ganze Operette.

Auch „Der Vogelhändler" habe ich sehr gern, besonders das Lied: „Als geblüht der Kirschenbaum", das die Gräfin singt. Da sind in der Volksoper die Chordamen mit Kirschenblütengirlanden um die Sängerin herumgegangen. Im „Vogelhändler" singt der Papa auch eine kleine Rolle, und das macht ihn überhaupt verbittert, weil er während des Krieges in der Provinz den Vogelhändler selbst gesungen hat.

Wenn er sonst irgendwo einen Auftritt hat, beim „Bunten Hausfrauennachmittag" im Raimundtheater oder bei der Sylvesterveranstaltung im Konzerthaus, singt er noch immer das Lied des Vogelhändlers: „Wia mei Ahnl 20 Jahr'", und die Leute sind begeistert.

Dabei war er ja am Anfang strikt dagegen, daß die Mutti mit mir in die Vorstellung geht. Ich habe ihn auch nie besuchen dürfen in der Künstlergarderobe. Nur einmal, am Abend, wie die Mutti und ich ins Kino gehen wollten, da hat die Mutti die Wohnungstür zugemacht und hat den Schlüssel in der Wohnung liegenlassen. Da sind wir gestanden und haben nicht gewußt, wie wir

127

wieder in die Wohnung hineinkommen. Nur der Papa hat noch einen Schlüssel gehabt. Aber der Papa war in der Vorstellung. Also hat die Mutti geseufzt, und wir sind mit der Straßenbahn zur Volksoper gefahren. „Der Kuhreigen" von Wilhelm Kienzl war grade auf dem Spielplan. Wir haben gewartet bis zur großen Pause, und dann sind wir zum Papa in die Garderobe gegangen. Er war aber gar nicht böse. Er hat mich sogar herumgeführt und mir die Bühne gezeigt. Da sind schon die Chorsänger für den zweiten Akt gesessen, die haben blaue Uniformen angehabt. Und ich wunderte mich, daß die Oper „Kuhreigen" heißt, wenn sie im Krieg spielt und nicht am Bauernhof. Und dann hat es wieder angefangen, der Papa hat uns den Schlüssel gegeben, und wir sind nach Hause. Ich werde nie vergessen, wie es in diesem Theater gerochen hat. So nach Parfüm und Schminke und alten Kleidern . . .

Der Papa ist halt manchmal so nervös, weil er ein Künstler ist. „Eine Woche vor einer Premiere schon kriegt er Durchfall!" sagt die Mutti. Und wenn der Papa das hört, muß er lachen und sagt dann drauf: „Pfeilgrad' in eine Flasche!"

Er kann überhaupt furchtbar lachen über Sachen, die mit dem Popo zusammenhängen. Und er macht auch immer einen Puh, wenn er einen im Darm drinnen hat. Er sagt, das ist ungesund, wenn man ihn verdrückt. Sogar am Sonntag, wenn die schöne Tischdecke am Tisch liegt, hebt er während des Essens manchmal eine Popobacke und läßt einen. Auch wenn Besuch da ist. „Der Mensch kann nicht frei atmen, wenn ihn was drückt!" sagt er immer. Und die Mutti sagt: „Aber der Mensch kann schon gar nicht frei atmen, wenn du dich schlecht benimmst!"

Manchmal ist der Papa lustig und gar nicht so grantig, wie die Mutti immer sagt. Aber wir sind schon froh, wenn er am Donnerstag abend nicht da ist. Am Donnerstag abend geht er nämlich in die „Schlaraffia". Die „Schlaraffia" ist ein Verein, wo die Männer einmal in der Woche zusammenkommen, ihre Gedichte vorlesen oder Lieder singen und überhaupt gesellig beisammen sind. Der Papa ist nämlich nicht zu den Freimaurern gegangen,

128

weil ein katholischer Mann das nicht darf. Und jetzt ist er in der „Schlaraffia".

Da gibt es Mitglieder auf der ganzen Welt, und die helfen sich auch gegenseitig, wenn der Sohn eine Anstellung braucht oder die Tochter einen Mann. Die Zusammenkunft einmal in der Woche heißt „Sitzung", und die Männer nennen sich „Ritter". Und ihr Gruß ist „Lulu". Sie geben sich auch Phantasienamen. Der Papa z. B. ist der „Ritter David, das Lercherl von Steyr", und die Mutti ist „Burgfrau" und ich bin „Burgmaid". Wenn ich also einen Schlaraffen treffe, muß ich sagen: „Lulu, Ritter sowieso!" und der antwortet dann: „Lulu, Burgmaid David!" Aber Frauen dürfen an und für sich nicht mitgehen. Nur beim „Burgfrauenball" und bei der Weihnachtsfeier für die Kinder. Eben für die „Burgmaiden" und die „Burgknappen".

Wie ich noch kleiner war, haben wir das Stück „Das Christ-Elflein" aufgeführt, aber ich habe nur einen Engel spielen dürfen, und es gibt ein schreckliches Foto, wo man in dem weißen Engerlsgewand mein Übergewicht besonders um den Bauch herum sehen kann. Von einer goldenen Kordel umschlungen. Und die Tochter vom Kammersänger Christ, der dem Papa auch die Rollen wegsingt, hat das „Elflein" gespielt, die blöde blonde Funsen.

Die „Schlaraffia" ist im Hinterzimmer vom Restaurant „Zum wilden Mann" auf der Währinger Straße, und wenn der Papa am Donnerstag hingeht, nimmt er seine „Rüstung" mit: allerlei Orden, eine Schärpe und so eine Art Narrenkappe. Die endet oben in einem Spitz, der sich nach vorne biegt, und hat zwei Seitenteile über den Ohren. An den Spitzen sind kleine Glocken dran. Das ist schon lustig, und manchmal darf ich zu Hause die Haube aufsetzen.

Und manchmal darf ich auch seinen Schminkkasten anschauen. Der ist aus dem Jahre 1950, weil der Papa zu sparsam ist, einen neuen zu kaufen, und die Farben riechen ein bißchen komisch. Aber es ist aufregend – diese vielen Schattierungen von rot und gelb und grün anzuschauen.

Manchmal denke ich, es ist gut, daß der Papa damals zu uns zurückgekehrt ist. Manchmal denke ich aber, für die Mutti wäre es besser gewesen, wenn er weggeblieben wäre, weil sich die beiden so gar nicht verstehen. Aber sie sagen mir immer wieder, sie haben sich nicht scheiden lassen, weil sie auf mich Rücksicht genommen hätten.

Vor drei Jahren hat der Papa nämlich ein Engagement in der Schweiz gehabt und hat bei einer „mütterlichen Freundin" gewohnt. Frau Kußmaul hat sie geheißen. Ich schwöre es, wirklich. Und die hat so viel Verständnis für ihn aufgebracht, viel mehr wie die Mutti und ich, und da wollte er gleich dort bleiben.

Ich erinnere mich noch, wie der Telefonanruf gekommen ist, wie er es der Mutti gesagt hat. Die Mutti und ich haben damals beide Grippe gehabt, und die Mutti hat sich nur auf die Straße geschleppt, damit sie uns die Zutaten für eine stärkende Rindsuppe kaufen kann. Aber nachdem der Anruf gekommen ist, hat sie zu mir gesagt: „Komm, jetzt kaufen wir uns was vom letzten Geld!"

Und dann sind wir ins Wollgeschäft gegangen, und sie hat sich ganz viel Wolle gekauft für die neue Strickmaschine. Ein paar Wochen vorher hat nämlich ein Vertreter für Strickmaschinen bei der Wohnungstür geläutet, und sie hat ihm eine Strickmaschine auf Raten abgekauft. Und nach dem Wollgeschäft sind wir in die Spielwarenhandlung gegangen, und ich habe ein Stofftier gekriegt. Ein Reh, von der Firma „Steiff", das war sehr teuer, und ich habe es „Gretel" genannt.

Und dann ist die Mutti nächtelang im kleinen Zimmer neben der Küche gesessen mit ihrer Strickmaschine und hat uns Pullover gestrickt. Und dann hat sie angefangen, für andere Leute Pullover zu stricken, damit sie die Strickmaschine hat abzahlen können, weil der Papa kein Geld geschickt hat. Ich bin bei ihr gesessen und habe sie getröstet.

Und sie hat diese neuen Abmagerungspillen genommen, damit sie dünner wird und der Papa wieder das Verständnis bei ihr sucht und nicht bei der Frau Kußmaul. Und dann ist er doch zu-

130

rückgekommen. Aber ich glaube, das hat sie nicht glücklich gemacht.

Meine Eltern können sich nicht leiden. Und mit mir spricht der Papa auch nicht viel. Er hat es aufgegeben, mit dem verzogenen Kind.

19. THERAPIE 1997

Die Kindheit war wieder aufgetaucht. Mit Frau Professor Rollett als Bodyguard wagte ich mich in eine Zeit zurück, die mir noch immer angst machte. Und dann hätte uns fast der Geistheiler in die Therapie hineingepfuscht. Meine Akupunkteurin hatte mir den Geistheiler empfohlen, wegen meiner Bandscheiben. Er sei eine Koryphäe auf seinem Gebiet und man solle sich die Gelegenheit nicht entgehen lassen, immerhin sei er nur zwei Wochen in Wien, er sei auf einer Europatournee.

Der Geistheiler hat einmal klein angefangen, so erzählte meine Akupunkteurin. Als Bademeister in einem Hotel in Tel Aviv. Und es begab sich, daß in diesem Hotel zufällig ein berühmtes Medium aus Amerika auf Urlaub war. Sie saß gerade beim hoteleigenen Friseur unter der Haube, als der Bademeister mit Badehose um die Lenden und Goldketterl um den Hals den Raum querte. Da spürte sie die ungeheure Energie, die von ihm ausging, sie sah seinen Körper strahlen, und darum verabredeten sie sich für den Abend. Der Bademeister wurde ihr Gatte, und weil er immer noch genug Energien hatte, wurde er Geistheiler. Beide lebten reich und zufrieden in Amerika.

Diese Geschichte erzählte mir meine Akupunkteurin und meinte, der Geistheiler würde für meine Bandscheiben der Richtige sein.

Der Geistheiler empfing mich in der Wohnung seiner Freunde, in einem finsteren Altbau, wo es im Stiegenhaus nach eingebranntem Kohl roch.

Er war ein sehr attraktiver Mann um die Fünfzig, und er würde mich in vier Sitzungen um je 40 Dollar von allen körperlichen und seelischen Leiden befreien, so sagte er auf englisch.

Das Zimmer war abgedunkelt, und von einem CD-Player hörte man esoterische Popmusik. Mit seinen angeblich goldenen Hän-

132

den begann er, meine Bauchpartie zu massieren, sehr kräftig. Aber ein „Au" hätte die Stimmung zerrissen.

Außerdem verfiel ich in einen merkwürdigen Schwebezustand, während der Geistheiler eintönig, aber sehr bestimmt, auf mich einredete und immer kräftiger in mich hineinmassierte. Irgendwann sprach ich dann von meiner Mutter – ob auf deutsch oder englisch, weiß ich nicht mehr –, und plötzlich mußte ich weinen. Dann forderte er mich auf, mich vorsichtig zu erheben, die Stunde sei beendet. Es war tatsächlich eine Stunde vergangen.

„Deine Mutter im Himmel verzeiht dir", sagte er, „sie war hier im Raum, die Regale haben gewackelt. Du ahnst ja nicht, was sich da manchmal abspielt, wenn ich die Leute behandle!" Ich war sehr beeindruckt. Dann zahlte ich die ersten 40 Dollar. In Dollarscheinen, das war die Bedingung gewesen.

Alles würde sich zum Guten wenden, sagte der Geistheiler, in drei weiteren Sitzungen würde ich mein Leben im Griff haben.

Als ich mir dann – „vorsichtig, keine raschen Bewegungen" – die Schuhe anzog, brachte er mir eine Flasche Mineralwasser der Marke „Vöslauer". Das heißt, in der Vöslauerflasche war kein Vöslauer drinnen, sondern ein spezielles Wasser. Die Hausmarke des Geistheilers, sozusagen, ein Wasser, das er mit seiner Energie in heilende Schwingungen versetzt hatte. Ich solle es eins zu zehn verdünnen und jeden Tag ein Achtel davon trinken. Und irgendwo hinstellen, wo es niemand Unbefugter erwischen könne.

Wie den heiligen Gral bettete ich die Vöslauerflasche auf den Beifahrersitz, überlegte, ob ich sie anschnallen solle, ließ es dann aber und fuhr nach Hause. Noch spürte ich nichts von den Energien des Geistheilers, meine Bandscheiben schmerzten wie zuvor.

Daheim holte ich einen Meßbecher, einige weitere Vöslauerflaschen, einen Trichter und begann umgehend mit der Prozedur des Verdünnens. Ich trank ein Achtel von der Flüssigkeit – das Wasser schmeckte nach Wasser. Dann stellte ich die Flaschen im Keller in ein Regal. Damit niemand Unbefugter sie erwischen konnte.

133

Ich rief Frau Prof. Rollett an. Erstens hatte ich das Bedürfnis, von der spannenden Begegnung mit dem Geistheiler zu erzählen, und zweitens hatten mich bei der wundersamen Wasserverdünnung doch Gefühle des Zweifels überfallen. Sie wurde sehr strikt. „Der Geistheiler oder ich!" sagte sie.

„Aber es ist doch nur wegen meiner Bandscheiben . . ." Ich entschied mich gegen den Geistheiler.

Dann ging ich in den Keller und betrachtete die Vöslauerflaschen, die ganz oben neben dem Christbaumschmuck im Regal standen. Und da fiel mir meine Tante Reserl ein mit ihrem Pater Pio und seiner „Prophezie". Und das Fegefeuer, das ich in der Volksschule in Religion hatte malen müssen, wo die Seelen der ungetauften Kinder schmoren. Und der Teufel, der dich holen kommt, wenn du sündigst. Und die Angst vor den Geistern im Spukschloß, und die Angst vor dem Voodoo-Pupperl der Rivalin, und die Angst vor dem Fluch der Zigeunerin, und die Angst vor der schwarzen Katze, und die Angst vor den Außerirdischen, und die Angst, einen Spiegel zu zerbrechen, und die Angst, weil deine Lebenslinie nicht so lang ist, wie sie sein sollte, und die Angst vor Freitag dem Dreizehnten und die Angst vor der Strafe Gottes, wenn du die Hostie zerkaust, und die Angst überhaupt.

Ich war sehr tapfer. Ich ging in die Küche und schüttete das energetische Wasser in den Ausguß. Es traf mich kein Blitz, keine geheimnisvollen, todbringenden Dämpfe schlugen aus dem Spülbecken und keine rächenden Geisterhände ließen die sich leerende Flasche in tausend Scherben zerspringen.

Die Behandlung des Geistheilers hatte gewirkt: Die Erleuchtung stellte sich ein. Ich habe keine Angst mehr. Und schon gar nicht vor einem Guru, der mich in vier Sitzungen zu einem glücklichen Menschen machen will.

Aber eigentlich war die Behandlung des Geistheilers nur das auslösende Moment. Die wirkliche Botschaft hatte meine Therapeutin schon seit längerer Zeit in mein Unterbewußtsein tröpfeln lassen: Du darfst nicht warten, daß etwas „mit dir geschieht". Du mußt selbst die Initiative ergreifen. Du bist kein Opfer!

134

In der nächsten Therapiestunde erzählte ich noch einmal ausführlich von den Methoden des Geistheilers, und Frau Prof. Rollett erzählte mir ausführlich von verschiedenen Hypnosetechniken und deren Wirkung. Und dann ließ sie mich – bei vollem Bewußtsein – wieder reden. Es war an der Zeit, die Bulimie endgültig loszuwerden.

20. DEM KOTZEN EIN ENDE

Als kleines Kind hatte ich immer bei meiner Mutter rückgefragt: „Mutti, muß ich spucki machen?" Die Mutti gab mir dann den Segen, und ich durfte schlemmen.

Als mir meine Therapeutin schließlich den Segen gab: „Wenn es Ihnen Spaß macht, dann gehen Sie kotzen. Aber kotzen Sie ohne schlechtes Gewissen", ging mir die Freude am Kotzen abhanden.

Ich kotzte ohne schlechtes Gewissen. Immerhin war ich ja ein erwachsener Mensch und konnte selbst entscheiden.

Ich kotzte, nicht *es* kotzte mit mir. Und schon beim nächsten Freßanfall, mitten drin, wurde das Ganze langweilig. Ich saß vor dem Teller mit drei Spiegeleiern und hatte überhaupt keine Lust mehr weiterzufressen. *Ich* wollte nicht mehr kotzen.

21. DIE THERAPEUTIN, FRAU PROF. ROLLETT, KOMMT ZU WORT

Dolores Schmidinger: Hochbegabt, mit Kreativität und Humor gesegnet, erfolgreiche Schauspielerin, gefeierte, mit Preisen verwöhnte Kabarettistin, gefragte Autorin von Liedertexten und Sketches, Mutter von zwei ebenso hübschen wie selbstbewußten Töchtern, geliebter Mittelpunkt eines kaum mehr überschaubaren Netzwerks von Freunden und Freundinnen und von „Fans" aller Altersgruppen – wozu braucht so jemand eine Bulimie? Wozu benötigte so jemand die Flucht in verschiedene Abhängigkeiten?

Antworten auf diese Frage entwickelten sich Schritt für Schritt im Laufe unserer psychotherapeutischen Zusammenarbeit, als wir ihre Biographie minutiös durchwanderten und dabei nicht nur die Verhaltensprinzipien aufdeckten, nach denen ihre früheren Bezugspersonen – allen voran ihre Mutter – ihren Lebensweg reguliert hatten, sondern insbesondere auch die Rolle ihres Vaters durchleuchteten: Was sich enthüllte, war die Geschichte einer vielfach verstrickten Liebe zu einem Elternpaar, das nicht zueinander finden konnte, eine Geschichte der brennenden Sehnsucht nach Harmonie, die in dieser elterlichen Konstellation nie gewährt werden konnte; eine Geschichte des begeisterten Aufbruchs in neue Lebensepochen und -partnerschaften und der menschlichen Enttäuschungen, die sich wiederholten.

Durch die elterlichen Probleme bedingt, wurden für sie so kontraproduktive Überzeugungen verhaltensleitend wie die Annahme, ihre Lebensprobleme nur durch mächtige andere Personen lösen zu können; es entstand die Neigung, eher durch Ausweichen als durch Konfrontation auf Krisen zu reagieren. Ganz anders gestaltete sie jedoch ihre öffentliche Rolle, die nicht durch derartige Neurotisierungen eingeschränkt war: hundertprozentiger Einsatz, wenn es um die berufliche Arbeit ging, hohe Problematisierungskompetenz und Kritikfähigkeit, die mutige Bereitschaft, sich für andere, besonders aber für gesellschaftliche Randgruppen einzusetzen.

Die Entwicklung einer Bulimie kommt diesem komplexen Konfliktszenario als Entlastungsform entgegen: sie ist ebensosehr Ausdruck des Protests, wie sie andererseits die erlebte Hilflosigkeit den introjizierten elterlichen Verhaltensvorschriften gegenüber prolongiert.

Die Bulimie ist eine sehr ernsthafte seelische Erkrankung: Sie richtet sich zum Teil gegen das eigene Selbst, sie bindet Kräfte, die dann für die Alltagsbewältigung fehlen. Ein Kernphänomen ist die Auseinandersetzung mit der elterlichen Erziehung, richtiger mit den elterlichen Neurosen, die die Eltern in Form ihrer Erziehung entweder direkt oder als komplementäres Szenario an das Kind weitergeben. Solche frühen Diktate wirken als Scripts für das eigene Handeln. Je fester sie verankert sind, desto schwieriger wird es, sich ihnen zu entziehen.

Kinder können noch nicht entscheiden, welche moralischen Regelungen und Verhaltensweisen ihnen nützen und welche nur den Neurosen der Eltern dienen. Sie machen sich Handlungsvorschriften zu eigen, die ihrer eigenen Entwicklung schaden, und reagieren sogar mit Schuldgefühlen, wenn sie sich unvernünftigen Anforderungen entziehen.

Der große Entwicklungspsychologe Jean Piaget beschreibt diesen Prozeß anschaulich in seinem 1983 in deutscher Fassung erschienenen Buch „Das moralische Urteil beim Kind": „Da es nicht fähig ist, im Verhalten seiner Eltern das Gute vom Unzulänglichen zu unterscheiden, da es in Anbetracht der ‚ambivalenten' Gefühle, die es für seine Eltern empfindet, dieselben nicht objektiv beurteilen kann, wird das Kind schließlich in Augenblicken der Liebe und Zärtlichkeit deren Autorität innerlich anerkennen. Wenn es später selbst erwachsen sein wird, so wird es

138

sich nur ausnahmsweise von den so erworbenen gefühlsmäßigen Schemata befreien können und wird sich seinen eigenen Kindern gegenüber ebenso unsinnig verhalten, wie es seine Eltern ihm gegenüber getan haben." (S. 234)

Wir können ergänzen: Es wird sich auch sich selbst gegenüber „unsinnig" verhalten. Eltern, die selbst Opfer neurotisierender Erziehung waren, machen ihre Kinder erneut zu Opfern – wenn es diesen nicht gelingt, aus dem familiären Circulus vitiosus auszubrechen. Oft ist dies nur mit Hilfe einer Therapie möglich, die sich dann bemüht, den Weg der Entwicklung der Störung nachzuzeichnen. Sind die auslösenden Bedingungen der Störungssymptomatik einmal erkannt und ihre therapeutische Bearbeitung in Angriff genommen worden, dann beginnt dem Symptom zunehmend die affektive Dynamik zu fehlen, die es aufrechterhalten hatte: Es wird zum „leerlaufenden Symptom", wie es der bekannte Psychotherapeut Strotzka bezeichnete. Es kann nun mit verhaltenstherapeutischen Mitteln abgebaut werden.

In der Übergangsphase lautet die paradoxe Anweisung dafür: „Benützen Sie das Symptom *ohne Schuldgefühle,* wenn Sie belastet sind und Sie es zur Stabilisierung Ihres seelischen Gleichgewichtes brauchen, aber nützen Sie jede kleine Chance, es zu modifizieren, zeitlich zu verschieben oder auch einmal ganz darauf zu verzichten. Und sehr wichtig: Seien Sie stolz auf jeden noch so kleinen Fortschritt!"

Die Aufgabe des Therapeuten/der Therapeutin ist es, diesen schwierigen Weg durch konkrete Ratschläge und emotionelle Unterstützung zu begleiten. Die neue Leitlinie – nicht nur für die Therapie, sondern auch für das Leben, ist es: nicht immer nur reagieren, sondern vor allem auch agieren! Es gilt, die in der Therapie erarbeitete zentrale Einsicht umzusetzen: „Ich habe es nicht mehr nötig, Opfer zu spielen. Ich bin bereit, mein eigenes Leben verantwortlich in die Hand zu nehmen. Ich akzeptiere, daß ich dabei auch Fehler machen darf. Ich halte mich nicht mehr mit Schuldgefühlen auf, sondern versuche, Probleme nach bestem Wissen und Gewissen verantwortlich zu lösen."

139

22. WO UND WIE KANN MAN SICH HELFEN LASSEN?

Für jene, die ihre Eßstörungen satt haben, gibt es bereits genügend Möglichkeiten, Hilfe zu finden.

Um einen kleinen Überblick zu vermitteln, werden nun die LeiterInnen dreier unterschiedlicher, auf Eßstörungen spezialisierter Wiener Einrichtungen über ihre Therapieangebote informieren.

Mag. Rahel Jahoda

Klin. und Gesundheitspsychologin, Körpertherapeutin, Coach, Gesprächspsychotherapeutin, Leiterin von „SO WHAT! – Beratungsstelle für Menschen mit Eßstörungen"

Im Gegensatz zu anderen Suchtabhängigkeiten besteht die Schwierigkeit der Eßsucht darin, daß es nicht möglich ist, das Essen aufzugeben. Dieses Suchtmittel kann auch nicht durch ein anderes ersetzt werden, um die Abhängigkeit dadurch unter Kontrolle zu bringen. Das bedeutet also, daß die Lösung des Problems durch Abstinenz, wie es im Falle anderer Süchte meist praktiziert wird, für unsere KlientInnen wegfällt. Essen ist lebensnotwendig und im Gegensatz zu anderen Suchtmitteln kein Gift. Darüber hinaus kann Essen eines der schönsten Genußmittel überhaupt sein, ähnlich der Sexualität.

Dementsprechend ist das Wiederauffinden und Benennen dieser verleugneten Bedürfnisse bzw. Gefühle ein Teil des Weges im therapeutischen Prozeß. Dieser ist oft schmerzhaft und erfordert Mut, denn er bedeutet, sich mit Gefühlen von Bedürftigkeit, Schmerz, Wut, Kränkung, Panik und Hilflosigkeit auseinanderzusetzen, ohne diesen ausweichen zu können. Unumgänglich ist es für die TherapeutInnen auch, den körperlichen Aspekt zu

berücksichtigen und die KlientInnen medizinisch mitzube-
treuen.

Mitarbeit der Betroffenen und ihr Wille, ihr Leben zu ändern,
sind das Fundament für eine erfolgreiche Therapie. In der Frei-
willigkeit liegt vielleicht die einzige Chance, den Zustand zu
bessern, eine bedingte Heilung oder eine Genesung zu erreichen.

Jede/r Betroffene ist einzigartig, weshalb die Behandlung indivi-
duell und auf die Bedürfnisse jedes einzelnen Klienten und jeder
einzelnen Klientin ausgerichtet sein muß. In unserer Beratungsstelle klären wir im Erstgespräch, welche Form von Begleitung,
sei es Psychotherapie, psychologische Betreuung und/oder medizinische Behandlung gewünscht bzw. erforderlich ist.

Es scheint unerläßlich, die KlientInnen über die teilweise gravie-
renden Folgeerscheinungen der Eßstörungen aufzuklären.

Wichtig ist uns, daß wir kurze Wartezeiten haben, denn wenn eine Betroffene oder ein Betroffener aktiv Hilfe sucht, d. h. den
entscheidenden Schritt aus der Heimlichkeit heraus macht, dann
ist dies oft eine Verzweiflungstat und er/sie ist physisch und seelisch erschöpft.

Die Beurteilung des Therapieerfolges ist weder exakt meßbar
noch quantifizierbar. Therapieerfolg bedeutet positive Veränderung der emotionalen und sozialen Kompetenz, die mit einer ein-
deutigen Symptomreduktion bis hin zum Symptomverlust ein-
hergehen.

Therapieerfolg kann auch bedeuten, daß der Lebensentwurf nach
Einschätzung des/der Klienten/in und Therapeuten/in positiv
verändert und ein Anfreunden mit den Symptomen stattgefunden
hat, ohne daß aber eine entscheidende Veränderung im Eßverhalten eingetreten ist, d. h. es ist ein wichtiges Ziel der Therapie, die
als „böse" erlebten, verleugneten Anteile des Selbst zurückzuge-
winnen, nicht „besser" im Sinne von sozialer Erwünschtheit zu
werden, sondern mehr in Kontakt mit sich selbst zu kommen
und das Risiko zu wagen, sich als eine Person mit eigenen Gefühlen, Wünschen und Bedürfnissen zu zeigen.

141

Verschiedene, bei „SO WHAT!" angewandte Methoden:

Familientherapie
Eßstörungen entstehen häufig im familiären Kontext. Auch trägt das familiäre Beziehungsfeld stark zur Aufrechterhaltung von Eßstörungen bei. So hängt die Prognose der Behandlung häufig von Veränderungen im Beziehungsumfeld ab. In Einzelfällen erscheint es somit sinnvoll, die Familie in die Therapie miteinzubeziehen.

Klientenzentrierte Gesprächspsychotherapie
Basiselemente dieser Therapierichtung sind das einfühlende, nicht wertende Verstehen, Achtung, Wärme, Sorge für die KlientInnen und die Echtheit des/der Therapeuten/in sowie die Verbalisierung emotionaler Erlebnisinhalte. Es geht darum, daß der/die KlientIn sich nicht als von außen veränderbar, sondern selbstverantwortlich erlebt.

Körpertherapie
In der Körpertherapie steht die unmittelbare Erfahrung der eigenen Körperlichkeit im Vordergrund. Sie geht von der Erkenntnis aus, daß sämtliche Erfahrungen, die ein Mensch in seinem Leben macht, sich in Körperhaltung und -ausdruck sowie Muskeltonus und Atemmuster widerspiegeln.
Ziel der Körpertherapie ist es, die natürliche Lebensenergie im Menschen wiederzufinden und seinen energetischen Selbstregulationsprozeß zu fördern. Menschen mit Eßstörungen haben in der Mehrzahl den positiven Zugang zu ihrem Körper verloren. Durch dessen Einbeziehung wird es möglich, den Zugang wiederzufinden, gespaltene Gefühle zu reintegrieren und ein ganzheitliches Erleben zu fördern.

Musiktherapie
Musiktherapie bietet Beziehung an, z. B. indem der/die TherapeutIn gemeinsam mit dem Klienten/der Klientin auf zwei Mu-

142

sikinstrumenten spielt. Es gibt eine große Sehnsucht nach Anerkennung und Nähe. Es ist möglich, die eigenen Gefühle kennenzulernen („Was ist mein Klang?"), danach kann über die gefundenen Gefühle gesprochen werden.

Tanztherapie
Für KlientInnen ist es wichtig, eine tragfähige Beziehung zu erleben. Die Tanztherapie bietet dabei eine Möglichkeit, mit Nähe und Distanz zu arbeiten. Außerdem erleichtert sie den Zugang zu einem neuen Körperbewußtsein.

Medizinisches Konzept
Zuerst erfolgt eine diagnostische Abklärung durch Anamnese, klinische Untersuchung, Labor und EKG (nötigenfalls auch weitere diagnostische Maßnahmen wie Gastroskopie etc.) sowie internistische Abklärung lebensbedrohlicher Zustände bzw. Indikationsstellung zur Klinikeinweisung. Anschließend medikamentöse und verhaltenstherapeutische Maßnahmen entsprechend der Grunderkrankung und den Begleitbeschwerden. Weiters eine Begleitung durch einen Arzt/eine Ärztin des Vertrauens und Beratung beim Ernährungsaufbau sowie bei der Entwicklung eines gesunden Eßverhaltens. (Keine Bekämpfung der speziellen Eßanfälle und Riten!)
Außerdem gibt es ganzheitlich orientierte Angebote wie Homöopathie, Osteopathie, Akupunktur und verschiedene Entspannungsmethoden.
Weiters gibt es eine Selbsthilfegruppe für Angehörige, die regelmäßig zusammentrifft.

SO WHAT! – Beratungsstelle für Menschen mit Eßstörungen
F. Mag. Rahel Jahoda (und Team)
Staudgasse 7/1, A-1180 Wien
Tel. 01-406 57 17, Fax 01-406 57 15-20
Siehe auch unter SO WHAT! – Niederösterreich/Mödling im Adressenverzeichnis

OA Dr. Peter Weiss

Leiter der Psychosomatischen Abteilung des Krankenhauses der Barmherzigen Schwestern in Wien

Hilfe bei Eßstörungen wird am Psychosomatik-Department unseres Krankenhauses in verschiedener Form angeboten.

1. Ambulantes Erstgespräch

Dieses dauert 45 Minuten. Es wird mit der Patientin geklärt, welche Behandlungsform ihrer aktuellen Situation am ehesten gerecht wird.

2. Stationäre Behandlung

Wenn sich in diesem ambulanten Gespräch die Notwendigkeit für eine stationäre Behandlung ergibt, werden Patientinnen in Gruppen zu maximal 10 Personen aufgenommen. Alle drei Wochen ist ein solcher Aufnahmetermin. Die Behandlungsdauer beträgt sechs Wochen. In diesen sechs Wochen sind die Patienten an der psychosomatischen Station an der II. Medizinischen Abteilung aufgenommen. Druch die Behandlung an einer Internen Abteilung können die körperlichen Folgen bzw. Erkrankungen behandelt werden, die eine Eßstörung begleiten.

Es findet eine tägliche Visite durch die behandelnden Internisten und Therapeuten statt. Und gleichzeitig erhalten die Patienten während eines solchen sechswöchigen Aufenthaltes ein dichtes und breitgefächertes Psychotherapieprogramm, das insgesamt 63 Therapiestunden beträgt.

Sechs Therapeuten erlauben es, ein so dichtes Therapieangebot zu erstellen:

- o Gruppengesprächstherapie
- o Konzentrative Bewegungstherapie
- o Mal- und Musiktherapie
- o Autogenes Training
- o Einzeltherapie

144

Ambulanz:
Telefonische Terminvereinbarung für ein Erstgespräch in der Psychosomatik-Ambulanz:
Tel. 01-599 88-3200
Alle Mitarbeiter der Ambulanz sind ärztliche Psychotherapeuten.
Bezahlung: Facharztschein bzw. Überweisungsschein.

Stationäre Behandlung:
Therapieangebot: 63 Psychotherapiestunden und internistische Behandlung, geregelte Ausgangszeiten und therapeutische Ausgänge.
Bezahlung: Krankenkasse und Krankenhausträger übernehmen die Kosten (der übliche tägliche Kostenbeitrag ist zu bezahlen).

Krankenhaus Barmherzige Schwestern
Psychosomatische Abteilung
Stumpergasse 13, A-1060 Wien
Tel. 01-599 88-0

Ao. Univ. Prof. Dr. Martina de Zwaan

Leiterin der Eßstörungsambulanz der Universitätsklinik für Psychiatrie in Wien

Kognitive Verhaltenstherapie bei Anorexia nervosa und Bulimia nervosa
Psychotherapie stellt bei Eßstörungen heute die Therapie erster Wahl dar. Allen Therapieverfahren ist gemeinsam, daß die Autonomie der Patientin so wenig wie möglich eingeschränkt werden soll.
Die kognitive Verhaltenstherapie zielt neben dem Aufbau eines normalen Eßverhaltens vor allem auf die Selbstwertverbesserung durch die Erfahrung von Selbsteffizienz ab. Die Betroffenen sollen unabhängig von äußeren Normen werden.

Die meisten Betroffenen können ambulant behandelt werden. Bei ausgeprägter Abmagerung oder ernsthaften seelischen Problemen sollte jedoch eine stationäre Aufnahme in Erwägung gezogen werden. Die kognitive Verhaltenstherapie kann als Einzeltherapie oder als Gruppentherapie durchgeführt werden. Bei Bulimia nervosa kann bereits eine zeitlich begrenzte Therapie von 20 Stunden sehr erfolgreich sein. Ein Teil der Betroffenen mit Bulimia nervosa profitiert sogar von der Arbeit mit Selbstbehandlungsbüchern. Bei Anorexia nervosa ist meist eine längere Therapiedauer erforderlich.

Die kognitive Verhaltenstherapie verfolgt folgende Ziele:
- Positive Körperwahrnehmung und Aufgeben des Schlankheitsideals
- Entwickeln eines normalen Eßverhaltens, einschließlich Gewichtszunahme
- Angemessene Kommunikation von Gefühlen und Bedürfnissen
- Erhöhung der Frustrationstoleranz und Abbau unrealistischer Erwartungen
- Adäquate Streßbewältigung
- Aufbau befriedigender Beziehungen
- Milderung von Überkontrolle und Selbstdisziplin

Folgende Therapieschritte sind erforderlich:

Therapiemotivation
Viele Betroffene lehnen eine Therapie ab, da die Kontrolle der Nahrungsaufnahme und der Wunsch, schlank zu sein, anfangs keinen Leidensdruck verursachen und die Therapiemotivation daher gering ist. Man sollte sich dabei vorrangig an TherapeutInnen wenden, die bereits Erfahrung im Umgang mit Eßstörungen haben. Der Aufbau einer vertrauensvollen therapeutischen Beziehung und der graduelle Aufbau der Motivation durch konkrete Information über die Behandlung und durch Rückspiegelung

146

der Ambivalenz an die Patientin (Wunsch, gesund zu werden vs. kurzfristig stabilisierende Funktion der Eßstörung auf Emotionen) sind daher wichtige erste Therapieschritte.

Informationsvermittlung
Informationen über die körperlichen und seelischen Konsequenzen der Eßstörungen sind wichtig.

Normalisierung des Eßverhaltens
Ein zentrales und meist erstes Prinzip der meisten Therapieprogramme ist das Erlernen eines natürlichen und im Gleichgewicht befindlichen Ernährungsmusters. Die Betroffenen sind zwar oft Experten im Kalorienzählen, haben aber von gesunder Ernährung meist nur sehr wenig Kenntnisse. Gewichtszunahme bei Anorexie und normale, flexiblere Mahlzeiten bei Bulimie (Richtlinien statt Regeln) sind unumgänglich. Es ist jedoch sicherlich nicht ausreichend, isoliert das Eßverhalten zu therapieren.

Selbstbeobachtung und Verhaltensanalyse
Die Betroffenen sollen auslösende und aufrechterhaltende Faktoren für die Eßanfälle oder das Bedürfnis zu fasten sowie die kurz- und langfristigen Konsequenzen des Verhaltens erkennen lernen. Es eignet sich das Führen von Tagebüchern oder Protokollen, um Auslösesituationen des Essens bzw. Nicht-Essens sowie Gedanken und Gefühle zu erfassen.
Die positiven Konsequenzen der Eßstörung (z. B. Gefühl der Autonomie, Abgrenzung von den Eltern, Gefühl der Stärke, mehr Selbstsicherheit) müssen klar werden.

Veränderung von Gedanken und Werthaltungen (kognitive Umstrukturierung)
Eßgestörte neigen generell zu problematischen Einstellungen wie z. B. „Alles oder Nichts"-Denken, Beziehen von neutralen Umweltereignissen auf die eigene Person oder die Abhängigkeit von der Meinung anderer. Therapeutisch geht es um das Hinter-

147

fragen von Einstellung und das Erarbeiten von alternativen Folgerungen. (Ist dieser Gedanke wirklich richtig? Welche Hinweise gibt es, die diese Annahme unterstützen oder ablehnen? Was sind die Konsequenzen eines solchen Gedankens? Gibt es noch andere mögliche Erklärungen?)

Bei der Bearbeitung verschiedener problematischer Gedanken stößt man schließlich oft auf zugrunde liegende problematische Überzeugungen und Werthaltungen (z. B. „ich muß immer perfekt sein"), die in Frage gestellt werden müssen. Solche Werthaltungen lassen sich in ihrer Entstehung oft bis in die Kindheit zurückverfolgen. Dabei spielen nach der kognitiven Theorie dramatische und traumatische Einzelereignisse eine untergeordnete Rolle. Viele unscheinbare Erfahrungen über längere Zeit hinweg formen unser Denken, vor allem unser Selbstbild und unsere Sicht der Welt. Das Selbstbild ist für jeden der Mittelpunkt seiner Welt. Es ist das Bezugssystem, von dem jeder seine Beobachtungen macht.

Im AKH werden folgende Leistungen angeboten:

1. Beratungsgespräche
Organische Untersuchungen wie Blutbefunde, Hormonspiegelbestimmungen oder Zuweisungen zu internen Konsiliaren. Psychologische Tests, die Eßstörungsprobleme genauer erfassen können, aber auch begleitende andere psychiatrische Grunderkrankungen abklären.

2. Ambulante Gruppentherapie
Die Dauer der Therapie beträgt vier Monate, es werden 16 wöchentliche Gruppensitzungen zu jeweils 90 Minuten durchgeführt, pro Gruppe sind 10–12 Patientinnen vorgesehen.

3. Selbsthilfe
Die Patientinnen arbeiten mit einem Selbsthilfebuch („Die Bulimie besiegen, ein Selbsthilfeprogramm"), und es werden dazu

148

wöchentliche, etwa halbstündige Kontakte mit den Mitarbeiterinnen der Eßstörungsambulanz angeboten. In der Regel erfolgt diese Begleitung ebenfalls für vier Monate.

AKH-Universitätsklinik – Ambulanz für Ernährungstherapie
Währinger Gürtel 18–20, A-1090 Wien
Terminvereinbarung zu einem Erstgespräch erfolgt über die Hauptambulanz der Universitätsklinik für Psychiatrie:
Tel. 01-40 400-3543

23. WEITERE ANLAUFSTELLEN IN ÖSTERREICH, DEUTSCHLAND UND DER SCHWEIZ

Österreich

Burgenland

Selbsthilfegruppe für Frauen mit Eßstörungen
Kasanenstraße 34/2/4, A-7000 Eisenstadt, Tel. 026 82-60 82 78

Kärnten

„Belladonna" – Verein zur Förderung von Frauenkommunikation, -kultur
und -beratung (auch Beratungsstelle für Eßstörungen)
Villacher Ring 21/2, A-9020 Klagenfurt
Tel. 0463-51 12 48, 0463-50 28 61, Fax 0463-51 12 48

Oberösterreich

Point – Beratungsstelle für Suchtfragen (gehört zu pro mente infirmis –
Gesellschaft für psychische und soziale Gesundheit)
Starhembergstraße 11/2, A-4020 Linz
Tel. 0732-77 08 95, 0732-78 44 95, Fax 0732-77 08 95-75

Landesnervenklinik Linz – Verhaltenstherapieambulanz
Wagner-Jauregg-Weg 15, A-4020 Linz, Tel. 0732-69 21

Selbsthilfegruppe für Frauen mit Gewichtsproblemen
Figulegstraße 4 a, A-4020 Linz, Tel. 0732-66 34 21-0

Niederösterreich

SO WHAT! – Beratungsstelle für Menschen mit Eßstörungen
Bahnstraße 4/201, A-2340 Mödling, Tel. 02236-48 773

150

Salzburg

Frauengesundheitszentrum ISIS
Willibald-Hauthaler-Straße 12, A-5020 Salzburg
Tel. 0662-44 22 55, Fax 0662-44 22 50

Steiermark

BAS – Alkohol und Sucht (Beratungsstelle für Eßstörungen)
Schönaugürtel 53, A-8020 Graz, Tel. 0316-82 11 99

Beratungsstelle Deutschlandsberg
Poststraße 3, A-8530 Deutschlandsberg, Tel. 03462-68 30

Verein für psychische und soziale Lebensberatung
Liechtensteingasse 1, A-8750 Judenburg, Tel. 03572-839 80

Verein für psychische und soziale Lebensberatung
Bahnstraße 4, A-8720 Knittelfeld, Tel. 03512-839 22

Verein für psychische und soziale Lebensberatung
Schillerplatz 1, A-8855 Murau, Tel. 03532-32 42

Selbsthilfegruppe Overeaters Anonymous
Granatengasse 4, A-8020 Graz

Tirol

Verein Netzwerk Eßstörungen
Fritz-Pregl-Straße 5, A-6020 Innsbruck, Tel. 0512-57 60 26

Vorarlberg

Sozialmedizinischer Dienst der Caritas – Beratungsstelle für Eßstörungen
Bregenz, Tel. 05574-462 31

Sozialmedizinischer Dienst der Caritas – Beratungsstelle für Eßstörungen
Feldkirch, Tel. 05522-734 24

Sozialmedizinischer Dienst der Caritas – Beratungsstelle für Eßstörungen
Dornbirn, Tel. 05572-253 14

Selbsthilfegruppe: Eßstörungen/Freßsucht – c/o Club Antenne
Moosmahdstraße 4, A-6850 Dornbirn, Tel. 05572-263 74

Wien

Semmelweis-Frauenklinik
Bastiengasse 36–38, A-1180 Wien, Tel. 01-476 15-373, 01-476 15-389

Wilhelminenspital – Kinderabteilung mit Psychosomatik
(Kriseninterventions und Psychotherapie)
Montleartstraße 37, A-1160 Wien, Tel. 01-491 50-22 44

Selbsthilfegruppe für Betroffene und/oder Angehörige
Kontaktstelle: siehe oben unter Semmelweis-Frauenklinik

Selbsthilfegruppe für Eßstörungen
Stiftgasse, A-1070 Wien, Tel. 01-812 29 31-22

Selbsthilfegruppe Set point
Seitenstettengasse 5–7, A-1010 Wien, Tel. 01-368 74 36, 01-597 14 18

Selbsthilfegruppe Overeaters Anonymous
St.-Veit-Gasse 25, Don Bosco Haus, A-1130 Wien, Tel. 01-878 39-0

Selbsthilfegruppe für Angehörige – Nachbarschaftszentrum
Hernalser Hauptstraße 53, A-1170 Wien, Tel. 01-707 52 99, 07954-26 32

Verein Zentrum für Eßstörungen
Hetzgasse 42/1, A-1030 Wien, Tel. 01-710 34 70

Deutschland

Kliniken

Kitzberg Klinik
Erlenbachweg 24, D-97980 Bad Mergentheim

Fachklinik für psychosomatische Medizin Bad Herrenalb
D-76332 Bad Herrenalb

Fachkrankenhäuser Höchsten
Rubacker, D-88693 Deggenhausertal

Max-Planck-Institut für Psychiatrie
Kraepelinstraße 10, D-80804 München 40

Psychosomatische Klinik Roseneck
Am Roseneck 6, D-86949 Windach am Ammersee

Klinik für Psychosomatische Medizin
Sebastian-Kneipp-Allee 4, D-87730 Grönenbach

Fachklinik Legau
Leitkircherstr. 32, D-87764 Legau

Fachklinik Schönau
Schneit 23, D-88167 Grünenbach

Hochgrat-Klinik Wolfsried
Fachklinik für psychosomatische Medizin und Therapie
D-88167 Stiefenhofen

Sierra Tuscon Klinik – Klinik für psychosomatische Medizin
Von-Müller-Straße 12, D-82467 Garmisch-Partenkirchen

Paracelsus Wittekindsklinik Bad Essen – Klinik für Psychosomatische
Medizin
Am Mahnmal 5, D-49152 Bad Essen

Klinik am Korso – Fachzentrum für gestörtes Eßverhalten
Ostkorso 4, D-32545 Bad Oeynhausen

Beratungsstellen und Selbsthilfegruppen

Bielefelder Zentrum für Eßstörungen e. V.
Marktstraße 35, D-33602 Bielefeld, Tel. 0521-659 29

Cinderella, Aktionskreis Eß- und Magersucht
Westendstraße 35, D-80339 München, Tel. 089-502 12 12

Anonyme Eßsüchtige Deutschland – Deutschsprachiger Dienst der OA
(Overeaters Anonymous)
Postfach 10 62 06, D-28062 Bremen, Tel. 0421-32 72 24

Dick und Dünn e. V.
Innsbrucker Straße, D-10825 Berlin, Tel. 030-854 49 94, 030-782 25 77

Die Waage e. V.
Kontakt, Information u. Beratung für Frauen mit Eßstörungen
Schopstraße 1, D-20255 Hamburg, Tel. 040-491 49 41

Frankfurter Zentrum für Eßstörungen e. V.
Hansaallee 18, D-60322 Frankfurt/Main, Tel. 069-55 01 76

Kabera e. V. – Beratung bei Eßstörungen
Kurt-Schumacher-Str. 2, D-34117 Kassel, Tel. 0561-78 05 05

Frauen lernen leben e. V.
Hansemannstr. 43, D-50823 Köln, Tel. 0221-52 15 79

ANAD Selbsthilfe Anorexia – Bulimia Nervosa e. V.
Ungerer Straße 32, D-80802 München, Tel. 089-73 10

Anonyme Eßsüchtige Interessengemeinschaft e. V., Berlin
Tel. 030-694 68 59

Anonyme Eßsüchtige Interessengemeinschaft e. V.
Planckstr. 1, D-22765 Hamburg, Tel. 040-390 78 65

Anonyme Eßsüchtige Interessengemeinschaft e. V., Frankfurt
Tel. 069-82 47 99

Anonyme Eßsüchtige e. V.
D-61381 Friedrichsdorf, Tel. 06172-70 77

Anonyme Eßsüchtige Interessengemeinschaft e. V.
Jägerstraße 2, D-79108 Freiburg, Tel. 0761-579 77

Blaues Kreuz in der Evangelischen Kirche e. V.
An der Marienkirche 19, D-24768 Rendsburg, Tel. 04331-59 03 81

Beratungsstellen/Selbsthilfegruppen in Ihrer Nähe und spezialisierte
Kliniken können Sie erfragen bei:

GVS Kassel
Tel. 0561-10 95 70

Deutscher Caritasverband Freiburg
Tel. 0761-200 36 89

DHS Hamm
Tel. 02381-258 55, 02381-252 69

Blaues Kreuz Rendsburg
Tel. 04331-59 03 81

Schweiz

Ganze Schweiz

Sprechstunde für Eßstörungen
Inselspital Bern, Tel. 031-632 88 11

Psychotherapiestation der Psychiatrischen Poliklinik am
Universitätsspital Zürich
Cullmannstr. 8, CH-8091 Zürich, Tel. 01-255 52 80

Psychosomatische Stationen der Kantons- u. Universitätsspitäler

Schweizerische Fachstelle für Alkohol- und andere Drogenprobleme
Postfach 870, CH-1001 Lausanne, Tel. 021-320 29 21

Arbeitsgemeinschaft Eßstörungen
Postfach 353, CH-8053 Zürich, Tel. 01-422 85 25

Overeaters Anonymous (OA)
Postfach 680, CH-8021 Zürich (Auskunft über regionale Gruppen)

Aargau-Solothurn

Beratungsstelle für Eßstörungen
CH-5606 Dintikon, Tel. 056-624 45 51

Team Selbsthilfe Aargau
Postfach 298, CH-5201 Brugg, Tel. 056-441 95 82

Selbsthilfegruppen-Kontaktstelle
Vorderer Steinacker 25, CH-4600 Olten, Tel. 062-212 93 60

Basel

Klinik Schützen – Psychosomatik und Reha
Bahnhofstr. 19, CH-4310 Rheinfelden, Tel. 061-831 33 51

Selbsthilfezentrum Hinterhuus
Feldbergstr. 55, CH-4057 Basel, Tel. 061-692 81 00

Bern

Sprechstunde für Eßstörungen – Psychiatrische Universitätspoliklinik
Murtenstraße 21, CH-3010 Bern, Tel. 031-632 88 11

Psychosomatische Abteilung des Lindenhofspitals
Postfach, CH-3011 Bern, Tel. 031-300 89 94

Kinder- und Jugendpsychiatrische Poliklinik
Effingerstr. 12, CH-3011 Bern, Tel. 031-633 41 41

Abteilung für Psychosomatik am Kinderspital Bern
Freiburgstr. 15, CH-3010 Bern, Tel 031-632 94 86

Gesundheitsdienst der Stadt Bern
Monbijoustr. 11, CH-3011 Bern, Tel. 031-321 76 91

Team Selbsthilfe Bern – c/o Hilfestelle Bern
Hopfenrain 10, CH-3007 Bern, Tel. 031-371 45 27

Plus Fachstelle Bern
Moserstraße 20, Postfach 3000 Bern 25, CH-3014 Bern, Tel. 031-331 11 11

Plus Fachstelle Biel
Silbergasse 2, Postfach 2501 Biel, CH-2502 Biel, Tel. 032-323 18 35

Team Selbsthilfe Biel – c/o Hilfestelle Biel
Rechbergerstr. 2, CH-2502 Biel, Tel. 032-323 83 82

Team Selbsthilfe Berner Oberland – c/o Hilfestelle Thun
Länggasse 2, CH-3600 Thun, Tel. 033-222 22 61

Plus Fachstelle Thun
Bälliz 24, CH-3600 Thun, Tel. 033-222 14 55

Plus Fachstelle Oberaargau/Emmental
Bahnhofstr. 2, CH-4900 Langenthal, Tel. 062-922 16 05

Innerschweiz

Vereinigung pro Selbsthilfegruppen
Postfach 5213, CH-6000 Luzern 5, Tel. 041-410 60 09

Kontaktstelle Selbsthilfe Zug
Postfach 628, CH-6301 Zug, Tel. 041-728 35 16

Kontaktstelle Selbsthilfe – c/o Sozialpsychiatrischer Dienst
Rigistr. 11, CH-6410 Goldau, Tel. 041-855 42 82

156

Ostschweiz

Team Selbsthilfe St. Gallen
Frongartenstr. 16, CH-9000 St. Gallen, Tel. 071-228 09 70

Team Selbsthilfe Thurgau
Rheinstr. 6, CH-8500 Frauenfeld, Tel. 052-721 88 44

Beratungsstelle für Jugendliche und Erwachsene
Rebleutgang 2, CH-8200 Schaffhausen, Tel. 052-625 30 74

Familienberatung
Tivoli 7, CH-7001 Chur, Tel. 081-252 10 01

Kontaktstelle SHG
Reberastr. 40, FL-9494 Schaan, Tel. 075-232 09 26

Zürich

Psychotherapiestation der Psychiatrischen Poliklinik am
Universitätsspital Zürich
Cullmannstr. 8, CH-8091 Zürich, Tel. 01-255 52 80

Universitätsspital Zürich – Abt. für stationäre Psychotherapie
Cullmannstr. 8, CH-8091 Zürich, Tel. 01-255 52 48

„Villa" Psychotherapiestation der Psychiatrischen Poliklinik Winterthur
CH-8401 Winterthur, Tel. 052-266 28 98

Beratungsstelle für Eßstörungen
Tel. 01-463 56 66

Team Selbsthilfe Zürich
Dolderstr. 8, CH-8032 Zürich, Tel. 01-252 30 36

Offene Tür Zürich
Beethovenstr. 45, CH-8002 Zürich, Tel. 01-202 30 00

Offene Tür Zürcher Oberland
Rapperswilerstr. 22, CH-8620 Wetzikon, Tel. 01-932 70 70

Kontaktstelle für Selbsthilfe
Technikumstr. 14, CH-8400 Winterthur, Tel. 052-213 80 60

Diese Liste erhebt keinen Anspruch auf Vollständigkeit.

DANKSAGUNG
an alle an den Recherchen Beteiligten

Mag. Rahel Jahoda
Doz. Dr. Martina de Zwaan
OA Dr. Peter Weiss
Prof. Dr. Brigitta Rollett
Prim. Dr. Susanne Lendtner
Dr. Alexandra Kostrba-Steinbrecher
Prof. Dr. Daniela Hammer-Tugendhart
Dr. Houchang Allahyari
Heinz Puls und Peter Kuderna
Maria Urban
Bärbel
Peter Turrini
Anton Zettel

LITERATURVERZEICHNIS

Marie-Luise Angerer: „The body of gender, Körper, Geschlechter, Identitäten", Passagen Verlag

Marlene Boskind-White, Ph. D., William C. White Jr., Ph. D.: „Bulimarexia, The Binge/Purge Cycle", W. W. Norton

Joan Jacobs Brumberg: „Todeshunger, Die Geschichte der Anorexia nervosa vom Mittelalter bis heute", Campus Verlag

Birgit Buchinger, Beate Hofstadler: „Warum bin ich dick?, Lebensprobleme und Übergewicht bei Frauen", Döcker Verlag

Mira Dana, Marilyn Lawrence: „Die verschwiegene Krankheit, Bulimie: warum Frauen zwanghaft essen", Heyne Taschenbücher (vergriffen)

Cheri K. Erdman: „Mollig ist schön, ein Ratgeber für Frauen von Format", Ueberreuter Verlag

Dr. med. Gerlinghoff, Dr. med. Herbert Backmund, Dr. phil. Norbert Mai: „Magersucht und Bulimie verstehen und bewältigen", Beltz Verlag

Monika Gerlinghoff: „Magersucht und Bulimie – Innenansichten, Heilungswege aus der Sicht Betroffener und einer Therapeutin", Pfeiffer Verlag

Gisla Gniech: „Essen und Psyche, über Hunger und Sattheit, Genuß und Kultur", Springer Verlag

Margret Gröne: „Wie lasse ich meine Bulimie verhungern? Ein systematischer Ansatz zur Beschreibung und Behandlung der Bulimie", Carl-Auer Verlag

Internet: Alta vista: Stichwörter „Eating-Disorders", „Bulimia", „Anorexia", „Adipositas" usw.

Franz Kafka: „Ein Landarzt und andere Prosa", Reclam Verlag

Carl Leibl, Gislind Leibl: „Schneewittchens Apfel, Eßstörungen und was sich dagegen tun läßt", Herder Verlag

Didou Manent, Robert Hervé: „Dick oder dünn, Körperkult im Wandel der Zeit", Verlag Knesebeck

Dipl.-Psych. Sabine Mucha, Katja Hoffman: „Eßstörungen erkennen, verstehen, überwinden", Trias Verlag

Susie Orbach: „Anti Diät Buch, über die Psychologie der Dickleibigkeit, die Ursachen von Eßsucht", Verlag Frauenoffensive

Susie Orbach: „Magersucht, Ursachen und Wege zur Heilung", Econ Verlag

Mara Selvini Palazzoli: „Magersucht", Klett-Cotta Verlag

Franz Petermann (Hg.), mit dem Kapitel „Eßstörungen" von Manfred Fichter und Petra Warschburger: „Lehrbuch der Klinischen Kinderpsychologie", Hogrefe Verlag für Psychologie

Ulrike Schmidt, Janet Treasure: „Die Bulimie besiegen, ein Selbsthilfe-Programm", Campus Verlag

Dipl.-Psych. Andreas Schnebel, Patricia Bröhm: „Sprechstunde Bulimie", Gräfe und Unzer Verlag

Michele Siegel, Ph. D., Judith Brisman, Ph. D., Margot Weinshel, M. S. W.: „Surviving an Eating Disorder, Strategies for Family and Friends", Harper Perennial

Walter Vandereycken, Ron van Deth, Rudolf Meermann: „Hungerkünstler, Fastenwunder, Magersucht, die Kulturgeschichte der Eßstörungen", dtv (vergriffen)

Weltgesundheitsorganisation: „Internationale Klassifikation psychischer Störungen", Verlag Hans Huber

„Diagnostic and Statistical Manual of Mental Disorders", American Psychiatric Association